Magnesium

Klaus Kisters · Jürgen Vormann · Oliver Micke

Magnesium

Grundlagen, Klinik, Praxis und
Ernährung

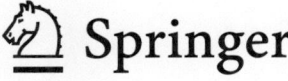

Klaus Kisters
Havixbeck, Deutschland

Jürgen Vormann
Ismaning, Deutschland

Oliver Micke
Bielefeld, Deutschland

ISBN 978-3-662-70834-7   ISBN 978-3-662-70835-4 (eBook)
https://doi.org/10.1007/978-3-662-70835-4

Die Deutsche Nationalbibliothek verzeichnet diese Publikation in der Deutschen Nationalbibliografie; detaillierte bibliografische Daten sind im Internet über https://portal.dnb.de abrufbar.

© Der/die Herausgeber bzw. der/die Autor(en), exklusiv lizenziert an Springer-Verlag GmbH, DE, ein Teil von Springer Nature 2025

Das Werk einschließlich aller seiner Teile ist urheberrechtlich geschützt. Jede Verwertung, die nicht ausdrücklich vom Urheberrechtsgesetz zugelassen ist, bedarf der vorherigen Zustimmung des Verlags. Das gilt insbesondere für Vervielfältigungen, Bearbeitungen, Übersetzungen, Mikroverfilmungen und die Einspeicherung und Verarbeitung in elektronischen Systemen.
Die Wiedergabe von allgemein beschreibenden Bezeichnungen, Marken, Unternehmensnamen etc. in diesem Werk bedeutet nicht, dass diese frei durch jede Person benutzt werden dürfen. Die Berechtigung zur Benutzung unterliegt, auch ohne gesonderten Hinweis hierzu, den Regeln des Markenrechts. Die Rechte des/der jeweiligen Zeicheninhaber*in sind zu beachten.
Der Verlag, die Autor*innen und die Herausgeber*innen gehen davon aus, dass die Angaben und Informationen in diesem Werk zum Zeitpunkt der Veröffentlichung vollständig und korrekt sind. Weder der Verlag noch die Autor*innen oder die Herausgeber*innen übernehmen, ausdrücklich oder implizit, Gewähr für den Inhalt des Werkes, etwaige Fehler oder Äußerungen. Der Verlag bleibt im Hinblick auf geografische Zuordnungen und Gebietsbezeichnungen in veröffentlichten Karten und Institutionsadressen neutral.

Springer ist ein Imprint der eingetragenen Gesellschaft Springer-Verlag GmbH, DE und ist ein Teil von Springer Nature.
Die Anschrift der Gesellschaft ist: Heidelberger Platz 3, 14197 Berlin, Germany

Wenn Sie dieses Produkt entsorgen, geben Sie das Papier bitte zum Recycling.

Geleitwort von Anton Kraus

Magnesium – ein lebenswichtiger Mineralstoff
Wissenschaftler schätzen, dass etwa 80 % aller Stoffwechselreaktionen in unserem Organismus von Magnesium abhängig sind. Kein Wunder also, wenn ein Magnesiummangel zahlreiche und schwerwiegende Symptome verursachen kann, darunter nicht nur die bekannten Muskelkrämpfe, sondern auch Herzrhythmusstörungen, Bluthochdruck, Kopfschmerzen, Depressionen, Leistungsschwäche, Müdigkeit, sekundäre Elektrolytstörungen (Hypokalzämie, Hypokaliämie), Schwangerschaftskomplikationen, Schlafstörungen und viele andere mehr. Eine niedrige Magnesiumzufuhr und Magnesiumkonzentration im Blutserum gelten als Risikofaktoren für bedeutsame Erkrankungen, darunter Typ-2-Diabetes und kardiovaskuläre Erkrankungen wie Bluthochdruck, koronare Herzkrankheit und plötzlicher Herztod.

Wissenschaftliche Studien zeigen, dass die Versorgung mit Magnesium in relevanten Bevölkerungsteilen unzureichend ist. Dazu mag eine ungünstige Ernährungsweise mit einem zu geringen Anteil an naturbelassenen Nahrungsmitteln beitragen. Aber auch Krankheiten (z. B. Diabetes mellitus), Medikamenteneinnahme (z. B. Diuretika) und bestimmte Lebensumstände wie hohe körperliche Aktivität, höheres Alter, Schwangerschaft und chronischer Stress sind wichtige Faktoren für die Entwicklung eines Magnesiummangels.

Trotz umfangreicher Forschungsergebnisse erfährt Magnesium in der klinischen Praxis noch nicht die der wissenschaftlichen Datenlage angemessene Wertschätzung. Dies zeigt sich u. a. daran, dass die Magnesiumkonzentration im Blutserum in der medizinischen Labordiagnostik unverständlicherweise kaum bestimmt wird – im Gegensatz zu den anderen Elektrolyten Kalium, Natrium und Kalzium. Darüber hinaus wird der untere Grenzwert des Serummagnesiums von labormedizinischen Einrichtungen meist sehr niedrig veranschlagt (z. B. 0,70 mmol/l bzw. 1,70 mg/dl). Dagegen fordern internationale Forschergruppen auf Basis aktueller Daten und aus gesundheitlicher Sicht, ein Serummagnesium von mindestens 0,85 mmol/l (2,07 mg/dl) anzustreben.

Die Abhandlungen in diesem Buch, verfasst von ausgewiesenen Magnesiumexperten, sollen dazu beitragen, das große präventive und therapeutische Potenzial von Magnesium in der Medizin noch bekannter zu machen, zumal die Einnahme von Magnesium eine natürliche, unbedenkliche und nahezu nebenwirkungsfreie Strategie darstellt.

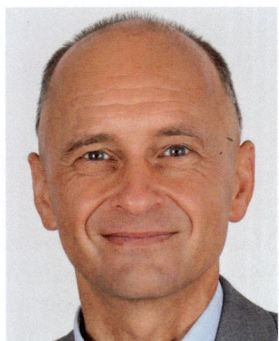

Dr. Anton Kraus
Ernährungswissenschaftler und Schriftführer
der Gesellschaft für Magnesium-Forschung e. V.

Geleitwort von Hans-Georg Classen

Magnesium – das vergessene und wiederentdeckte Elektrolyt   AF1

Wahrscheinlich ist der Name „Magnesia" auf den thrakischen Stamm der Magneter zurückzuführen, welche die nach ihnen benannte Halbinsel Magnesia im nordöstlichen Griechenland bewohnten. Diese Region in Thessalien war reich an Mangan- und Magnesium-Minen; die Erze wurden „Magnesiasteine" genannt [1]. Magnesium (Mg) ist eines der zehn häufigsten Elemente der Erdkruste; seine Verteilung ist aber sehr unterschiedlich: Hohe Konzentrationen finden sich vor allem in Carbonaten wie Dolomit und Magnesit sowie in Silicaten wie Olivin; silicatreiche Tonböden enthalten viel Magnesium. Hingegen sind quarzreiche Sandböden in der Regel arm an Magnesium, dessen Verfügbarkeit für Pflanzen zudem unterschiedlich sein kann und u. a. pH-abhängig ist. Die Einteilung der Böden erfolgt in Klassen A bis E bzw. in Konzentrationen zwischen 1 und 19 mg Mg/100 g und beeinflusst die lokale Wasserkonzentration. Der Magnesiumgehalt im Meerwasser liegt bei ca. 1300 mg/l.

Magnesium hat Einfluss auf die Enzymaktivität der Pflanzen und ist für die Bildung von Pflanzeninhaltsstoffen von Bedeutung. Als Zentralatom der Chlorophylle a und b ist es von entscheidender Bedeutung für die Photosynthese und die Kohlenstofffixierung. Darüber hinaus beeinflusst Magnesium den Quellzustand der Zelle und steuert den Wasserhaushalt der Pflanze. Magnesiummangel führt zur Gelbfärbung der Blätter (Chlorose). Chlorosen vermindern die Produktion von Kohlenhydraten und können die Photosynthese teilweise so stark stören, dass es zum Absterben der Pflanzen kommt. Als Folge können Wiederkäuer die sogenannte Weidetetanie entwickeln.

Ein Überschuss von Magnesium im Boden führt dagegen zur verminderten Aufnahme von wichtigem Kalzium. Bei Tomaten kann dies beispielsweise zur Blütenendfäule führen. Klarheit schafft letztendlich nur die Bodenanalyse. Magnesium ist in Lebensmitteln sowohl pflanzlicher als auch tierischer Herkunft weit verbreitet; als „magnesiumreich" (100 mg Mg/100 g Feuchtgewicht) gelten u. a. Nüsse, Kakao, Schokolade, Vollkornprodukte, Krustentiere; lediglich in Spuren ist Mg in Fetten, Ölen, reinem Alkohol und weißem Zucker enthalten.

Bereits Hippokrates (um 460–377 v. Chr.) soll „Magnesiastein" als Abführmittel erwähnt und der Conte di Parma „Magnesia alba" unter der Bezeichnung „Powder of the Count of Parma" als Geheimarznei um das Jahr 1700 verwendet haben. Im Jahr 1695 isolierte Nehemia Grew „Epsom Salts", also „Bitterwasser" bzw. Magnesiumsulfat aus dem Brunnenwasser einer Quelle in Epsom, ließ sich sein Verfahren patentieren und erzielte hohe Umsätze mit diesem Produkt. Magnesiumsulfat als gut wasserlösliches und gewebeverträgliches Salz erlebte einen Höhepunkt ab Mitte des 19. Jahrhunderts, z. B. zur Behandlung von (Prä-)Eklampsie oder zur Therapie von durch Strophantin verursachten Arrhythmien. Die Essenzialität von Magnesium für den Menschen wurde von Shils 1964 beschrieben, und Paunier et al. beschrieben 1965 erstmals die primäre Hypomagnesiämie bei Säuglingen als Beweis dafür, dass der Magnesiumhaushalt unter genetischer Kontrolle steht [2, 3]. Nach dem Zweiten Weltkrieg geriet Magnesium zunächst weitgehend in Vergessenheit. Im Jahr 1971 gründete jedoch J. Durlach (1925–2017) auf dem 1. Internationalen Magnesium-Symposium in Vittel die SDRM (Societé pour le Développement des Recherches sur le Magnésium) und 1977 wurde die Gesellschaft für Magnesium-Forschung gemeinsam mit J. Helbig (1929–1997) in Stuttgart-Hohenheim gegründet. Um die Teilnahme des Ostberliners Roland Fehlinger (1943–2005), dem Erstbeschreiber des „Tetanischen Syndroms," und seiner Jenaer Kollegen zu ermöglichen, wurde auf den Zusatz „Deutsche" verzichtet. Wie die vorliegende Monographie beweist, ist die Magnesiumforschung seitdem weiter auf dem Vormarsch und liefert faszinierende Ergebnisse.

Hans-Georg Classen
Geboren am 20.07.1936 in Schatensen, Kreis Uelzen, besuchte er von 1945 bis 1955 die Oberschule für Jungen in Uelzen und studierte anschließend Medizin in Göttingen von 1955 bis 1960, wo er 1962 zum Dr. med. promoviert wurde. Von 1964 bis 1976 war er Assistent am Institut für Experimentelle Therapie der Universität Freiburg, wo er sich 1971 habilitierte. Von 1976 bis 2001 leitete er das Fachgebiet „Pharmakologie und Toxikologie der Ernährung" an der Universität Hohenheim, war Herausgeber der Zeitschrift *Arzneimittel-Forschung/Drug Research* und Präsident der Gesellschaft für Magnesiumforschung von 1977 bis 1995, die ihn zum Ehrenpräsidenten ernannte. Seit dem Jahr 1994 ist er Vorsitzender der Gesellschaft für Biofaktoren. Classen hat über 350 Originalarbeiten publiziert, sieben Handbuchartikel und ein Lehrbuch. 1982 wurde er zum Chevalier dans l'Ordre des Palmes Académiques ernannt.

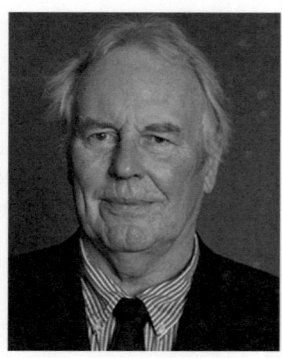

Hans-Georg Classen

Literatur

1. Classen HG, Classen UG: Geschichte der Magnesiumsalze: Von der Antike bis Vittel (1971). Nieren-und Hochdruckkrankh. 2010; 39: 177–181
2. Classen HG, Kraus A, Schmied S: Magnesium – ein historischer Abriss. Nieren-und Hochdruckkrankh. 2000; 49: 212–216
3. Gesellschaft für Mg-Forschung. www.magnesium-ges.de

Inhaltsverzeichnis

Magnesium – allgemeine Bedeutung und Regulation 1
Jürgen Vormann

Ernährung und Magnesium 13
Jürgen Vormann

Arzneimittelinduzierte Störungen im Magnesiumhaushalt 23
Uwe Gröber und Klaus Kisters

Magnesium-Referenzwerte 33
Klaus Kisters und Oliver Micke

Klinik der Hypermagnesiämie 39
Klaus Kisters und Oliver Micke

Klinik der Hypomagnesiämie 49
Klaus Kisters und Lukas Kisters

**Magnesium bei Prädiabetes, Typ-2-Diabetes und
metabolischem Syndrom** 63
Tanja Werner und Jürgen Vormann

Magnesium in der Gynäkologie 75
Jürgen Vormann und Tanja Werner

Magnesium und Demenz 87
Mihai Nechifor und Jürgen Vormann

**Bedeutung von Magnesium bei schweren Depressionen
und deren Behandlung** 105
Mihai Nechifor und Jürgen Vormann

Magnesium und Vitamin D 121
Uwe Gröber und Klaus Kisters

Über die Autoren

Prof. Dr. med. Klaus Kisters ist stellvertretender Leiter am Operasan Medizinischen Versorgungszentrum Praxisklinik und Dialysezentrum Herne. Seit 2001 ist er Professor an der Universität Münster. Von 2000 bis 2022 war er Chefarzt der Allgemeinen Inneren Abteilung des St. Anna Hospitals in Herne, Akademisches Lehrkrankenhaus der Ruhr Universität Bochum. Er ist Editor der medizinischen Zeitschrift Trace Elements and Electrolytes, Mitglied im Editorial Board der medizinischen Zeitschriften Nieren- und Hochdruckkrankheiten, Zeitschrift für Orthomolekulare Medizin, Magnesium Research und früher Clinical Nephrology und Magnesium Bulletin. Er ist Vizepräsident der Gesellschaft für Magnesium Forschung und Vizepräsident der Gesellschaft für Biofaktoren, sowie Kommissionsmitglied der Sektion Nicht-Medikamentöse Therapie der Deutschen Hochdruckliga. Zu seinen Tätigkeitsschwerpunkten zählen u. a. Innere Medizin, Nephrologie, Ernährungsmedizin, Intensivmedizin, Transplantationsmedizin, Labormedizin und Hämotherapie, sowie klinische Geriatrie und Hygiene. Seine zahlreichen wissenschaftlichen Forschungsarbeiten, v.a. zu Magnesium, sind bereits in über 160 Publikationen in der US National Library of Medicine dokumentiert. Zahlreiche Bücher und Buchbeiträge sowie ca. 350 deutschsprachige Publikationen sind von Ihm verfasst worden. Er ist Mitarbeiter der Akademie für Mikronährstoffmedizin in Essen. Wissenschaftliche Preise für seine Publikationen (nominiert für den Pfizer Award, Fritz Wörwag Award, Förderpreis der Gesellschaft für Magnesiumforschung, Vortrags- und Posterpreise der Deutschen Hochdruckliga, der Rheinisch Westfälischen Gesellschaft für Innere Medizin und der Rostocker Gespräche über kardiovaskuläre Funktion und Hypertonie, Gesellschaft für Nephrologie, Gesellschaft für Magnesiumforschung, Trace Award) hat er ebenfalls erhalten.

Prof. Dr. rer. nat. Jürgen Vormann, Jahrgang 1953, studierte Ernährungswissenschaften an der Universität Hohenheim/Stuttgart, wo er auch in Pharmakologie und Toxikologie der Ernährung promovierte. Er habilitierte sich für Biochemie am Institut für Molekularbiologie und Biochemie des Universitätsklinikums Benjamin Franklin der Freien Universität Berlin und wurde dort zum apl. Professor ernannt. Seine Arbeitsschwerpunkte sind: Biochemie und Pathophysiologie pharmakologisch wirksamer Lebensmittelinhaltsstoffe, Magnesium und gesundheitliche Wirkungen, Säure-Basen-Stoffwechsel. Er hat mehr als 280 Publikationen in wissenschaftlichen Zeitschriften, Monographien und Lehrbüchern verfasst. Prof. Vormann ist Leiter des Instituts für Prävention und Ernährung (IPEV) in Ismaning/München. Darüber hinaus ist er seit 2023 Leiter des Bereichs Ernährung an der DBA-Deutschen Berufsakademie-Sport und Gesundheit in Baunatal/Kassel. Prof. Vormann war Präsident der Deutschen Gesellschaft für Magnesium-Forschung und Vorsitzender der Gordon Research Conference "Magnesium in Biochemical Processes and Medicine", Ventura, USA, und ist Mitglied in den Beiräten verschiedener Ernährungsorganisationen.

Prof. Dr. med. Oliver Micke, Jahrgang 1967, studierte Medizin an der Westfälischen Wilhelms-Universität Münster. Er machte dann seine Ausbildung und arbeitete als Oberarzt an der dortigen Klinik und Poliklinik für Strahlentherapie – Radioonkologie unter der Leitung von Prof. Willich. Dort habilierte er auch im Fach Strahlentherapie und wurde zum außerplanmäßigen Professor ernannt.

Seit 2006 ist Prof. Micke Chefarzt der Klinik für Strahlentherapie und Radioonkologie am Franziskus Hospital in Bielefeld, Lehrkrankenhaus der Medizinischen Hochschule Hannover, und ärztlicher Direktor des Franziskus Hospitals.

Seine wissenschaftlichen Schwerpunkte sind die Geschichte der Radioonkologie, Strahlentherapie bei gutartigen Erkrankungen, komplementäre und alternative Medizin, Spurenelemente und Elektrolyte, darunter insbesondere Magnesium.

Er ist Präsident der Deutschen Gesellschaft für Magnesium-Forschung und Vorsitzender des Arbeitskreises "Trace Elements and Electrolytes" (AKTE).

Prof. Micke ist Associate Editor des Journals "Trace Elements and Electrolytes".

Er ist Autor von mehr als 300 Publikationen in Lehrbüchern und wissenschaftlichen Journalen und wird regelmäßig als Sprecher auf nationale und internationale Kongresse eingeladen.

Autorenverzeichnis

Uwe Gröber Akademie für Mikronährstoffmedizin, Essen, Deutschland

Klaus Kisters Havixbeck, Deutschland

Lukas Kisters Potsdam, Deutschland

Oliver Micke Bielefeld, Deutschland

Mihai Nechifor Fakultät für Pharmakologie, Grigore T. Popa Universität für Medizin, Iasi, Rumänien

Jürgen Vormann Institut für Prävention und Ernährung, Ismaning, Deutschland

Tanja Werner Institut für Prävention und Ernährung, Ismaning, Deutschland

Magnesium – allgemeine Bedeutung und Regulation

Jürgen Vormann

Die Bedeutung von Magnesium für unseren Körper ist so wichtig, dass es überraschend ist, wie vernachlässigt dieses erstaunliche essenzielle Mineral im letzten Jahrhundert der Forschung war. Einige Wissenschaftler bezeichneten Magnesium sogar als das „vergessene Ion". In den letzten Jahren wurden jedoch viele neue Aspekte über die Bedeutung von Magnesium entdeckt, die bestätigen, dass dieses Mineral einen enormen Einfluss auf unser Krankheitsrisiko sowie unsere Lebenserwartung hat [1].

Magnesium (Ordnungszahl 12, Atommasse 24,30 Da) ist ein Erdalkalimetall, das zur zweiten Gruppe des Periodensystems der Elemente gehört. Etwa 1,95 % der Erdkruste besteht aus Magnesium. Elementar kommt Magnesium in der Natur nicht vor, sondern nur in Verbindungen wie Carbonaten (Magnesit, Dolomit), Silicaten (Serpentin, Talk) und Sulfaten (Kieserit, Kainit, Schönit und Bittersalz). 15 % vom Salzgehalt des Meerwassers wird durch Magnesiumsalze (Magnesiumchlorid, -sulfat, -bromid) gebildet. Die Magnesiumkonzentration im Meerwasser beträgt ca. 50 mmol/l. Im Toten Meer beträgt die Konzentration von Magnesium sogar fast 200 mmol/l. Da sich das Leben im Meerwasser entwickelt hat, wurde das vorhandene Magnesium im Verlauf der Evolution in praktisch allen physiologischen Prozessen verwendet und ist für jede Zelle lebensnotwendig.

Der menschliche Körper enthält etwa 25 g Magnesium. Etwa 99 % des gesamten Magnesiums des Körpers befindet sich in Knochen, Muskeln und nicht-muskulärem Weichgewebe. Am Hydroxylapatit des Knochens gebundenes Magnesium kann bei reduzierten Plasmakonzentrationen schnell von der Knochenoberfläche freigesetzt werden und bei erhöhten Plasmakonzentrationen wieder an die Oberfläche gebunden werden. Knochenmagnesium stellt daher ein Magnesiumreservoir dar, das die extrazelluläre Magnesiumkonzentration puffert. Beim Menschen nimmt diese Magnesiumpufferkapazität mit zunehmendem Alter ab, da im Laufe des Lebens fast die Hälfte des Magnesiumgehalts der Knochen verloren geht [2].

Funktionen von Magnesium

Eine der wichtigsten biochemischen Funktionen von Magnesium ist die Komplexbildung mit ATP (Adenosintriphosphat), dem intrazellulären Hauptenergieträger. Die Energiebereitstellung aus ATP ist nur in der Form des Magnesium-ATP-Komplexes möglich. Magnesium ist damit Kofaktor bei allen Reaktionen, die die Nutzung und Übertragung von ATP beinhalten, einschließlich zellulärer Reaktionen auf Wachstumsfaktoren und Zellproliferation, und ist daher an praktisch jedem Prozess in den Zellen beteiligt.

Diese grundlegende Bedeutung von Magnesium ist jedoch bei Weitem nicht die einzige Funktion dieses lebenswichtigen Minerals. So ist Magnesium ein physiologischer Kalziumantagonist und fungiert als Enzym-Cofaktor. Inzwischen führen entsprechende Datenbanken mehr als 600 Enzyme auf, die Magnesium als Cofaktor benötigen.

Neben vielen Enzymen mit Bedeutung im Energiestoffwechsel ist Magnesium auch für die korrekte Struktur und Aktivität von DNA- und RNA-Polymerasen notwendig. Darüber hinaus benötigen Topoisomerasen, Helikasen, Exonukleasen und große Gruppen von ATPasen Magnesium für ihre Aktivität, daher ist Magnesium für die DNA-Replikation, RNA-Transkription und Proteinbildung unerlässlich und somit an der Kontrolle der Zellproliferation beteiligt. Darüber hinaus ist Magnesium entscheidend für die Aufrechterhaltung der genomischen und genetischen Stabilität, stabilisiert die natürliche DNA-Konformation und fungiert als Kofaktor für fast jedes Enzym, das an der Reparatur von Nukleotiden und der Reparatur von Fehlanpassungen beteiligt ist [3].

Magnesium als Kalziumantagonist

Da Magnesium mit Kalzium um Bindungsstellen in Proteinen und Kalziumtransportern konkurriert, wirkt es als physiologischer Kalziumantagonist. Eine geänderte Magnesiumkonzentration macht sich daher in einer Beeinflussung der Wirkung von Kalzium bemerkbar, wodurch viele beobachtete Effekte einer verminderten oder erhöhten Magnesiumkonzentration auf das Herz-Kreislauf-System, die Muskeln und das Gehirn erklärt werden können. Das Magnesiumion mit einer Atommasse von 24 und 2-fach positiver Ladung bindet Wassermoleküle fester als das ebenfalls 2-fach positiv geladene Kalziumion, bei dem sich die Ladung aber auf eine höhere Atommasse von 40 Da verteilt. Insgesamt ist die Hydrathülle des Magnesiumions deshalb größer und stabiler als die des Kalziums. Magnesium in zwar in der Lage, in einen Kalziumkanal einzudringen, mit der Hydrathülle ist es jedoch zu groß, um ihn zu passieren. Dies hat zur Folge, dass ein bestimmter Anteil der Kalziumkanäle des Körpers durch Magnesium blockiert ist. Die Blockade ist jedoch nicht irreversibel, sondern abhängig von der extrazellulären Magnesiumkonzentration. Die Wirkung von Kalzium als „Second Messenger" wird deshalb durch die vorhandene Magnesiumkonzentration moduliert.

Gerade bei der kalziuminflux-induzierten Freisetzung von Stresshormonen ist diese Wirkung von Magnesium wichtig. Im Magnesiummangel kommt es schneller zum Erreichen der kritischen intrazellulären Kalziumkonzentration und damit zu einer schnelleren Freisetzung von Adrenalin bzw. Noradrenalin. Eine hohe Magnesiumkonzentration dagegen verlangsamt den Prozess. Aus diesem Grund kann Magnesium als natürliches Anti-Stress-Mineral gesehen werden [4].

Magnesium im Gehirn

Als Bestandteil des N-Methyl-D-Aspartat(NMDA)-Rezeptors beeinflusst Magnesium entscheidende Funktionen unseres Gehirns. Der Rezeptor besitzt eine Bindungsstelle für Magnesium und dieses Magnesium muss für die glutamatabhängige exzitatorische Signalübertragung entfernt werden. Die physiologische neuronale Magnesiumkonzentration reduziert die Erregbarkeit des NMDA-Rezeptors, der für die exzitatorische synaptische Übertragung und die neuronale Plastizität beim Lernen und Gedächtnis unerlässlich ist. Niedrige Serum-Magnesiumkonzentrationen erhöhen die NMDA-Rezeptoraktivität und den daraus resultierenden Kalzium- und Natriumeinstrom und beeinflussen so die neuronale Erregbarkeit. Die Beteiligung eines Magnesiummangels wird deshalb bei vielen neurologischen Erkrankungen wie Migräne, chronischen Schmerzen, Epilepsie, Alzheimer, Parkinson und Schlaganfall sowie Angstzuständen und Depressionen als wahrscheinlich angenommen [5]. Als zweiwertiges Kation ist Magnesium zudem in der Lage, negative Ladungen der Zellmembranen zu vernetzen und trägt damit zur Stabilisierung insbesondere von Nervenzellen bei.

Magnesium und Immunsystem

Die Bedeutung von Magnesium für unser Immunsystem ist kaum zu überschätzen. Magnesium ist erforderlich für: die ordnungsgemäße Funktion von Neutrophilen und Makrophagen, die zytotoxische Aktivität von T-Lymphozyten, die Aktivierung immunkompetenter Zellen und die Hemmung der Virusreplikation [6]. Zum Beispiel stabilisiert Magnesium die Membranen von Mastzellen und reguliert die Aktivität von Neutrophilen und Makrophagen. Darüber hinaus moduliert Magnesium die zytotoxischen Funktionen von natürlichen Killerzellen (NK) und CD8+-T-Lymphozyten. Während normale extrazelluläre Magnesiumkonzentrationen eine Schutzfunktion gegen Virusinfektionen ausüben, kann ein Magnesiummangel zu einer Virusinfektion beitragen. Kürzlich wurde gezeigt, dass die extrazelluläre Magnesiumkonzentration über das Lymphozytenfunktion-assoziierte Antigen LFA-1 die CD8-T-Zellfunktion reguliert und damit ein essenzieller Faktor für die Aktivität zytotoxischer T-Zellen ist. Sowohl die Immunreaktionen gegen Virusinfektionen als auch gegen Tumorzellen sind damit direkt von ausreichenden extrazellulären Magnesiumkonzentrationen abhängig [7].

Magnesium und Altern

Auch der Alterungsprozess ist mit dem Magnesiumstatus verbunden. In einem Tierversuch wurde die Auswirkung von Magnesiummangel oder -überschuss in der Nahrung auf das Überleben von Ratten untersucht. Die Reduzierung der Magnesiumkonzentration im Plasma von (mittlerem) 0,7 auf etwa 0,52 mmol/l durch Fütterung mit einer magnesiumarmen Diät über 2 Jahre reduzierte das Überleben signifikant, während eine erhöhte Magnesiumaufnahme, die zu einer mittleren Plasma-Magnesiumkonzentration von 0,86 mmol/l führte, zu einer verringerten Mortalität führte [8]. In der Leber von Tieren der Magnesium-defizienten Gruppe wurde eine Telomerverkürzung und eine verminderte Glutathionperoxidase aktiv beobachtet. Epidemiologische Befunde zeigten, dass eine erhöhte Magnesiumaufnahme über die Nahrung auch beim Menschen mit einer längeren Telomerlänge von Leukozyten verbunden war, was darauf hindeutete, dass eine hohe Magnesiumzufuhr mit einer längeren Lebenserwartung verbunden sein könnte [9].

Regulation des Magnesiumhaushalts

Die „richtige" Konzentration von intrazellulärem und extrazellulärem Magnesium ist eine grundlegende Voraussetzung für eine Vielzahl biochemisch-physiologischer Prozesse. Hierfür muss mit der Nahrung ausreichend Magnesium zugeführt werden. Langfristig ungenügende Zufuhr sowie erhöhte Verluste über die Niere können einen Magnesiummangel verursachen.

Die Definition von Hypomagnesiämie variiert je nach Quelle, wird aber allgemein als Serum-Magnesiumkonzentration von weniger als 0,75 mmol/l beschrieben. Aber auch Werte von unter 0,85 mmol/l deuten auf eine Hypomagnesiämie hin. Es herrscht Einigkeit darüber, dass eine Hypomagnesiämie ein sicherer Hinweis auf ein Magnesiumdefizit im Gesamtkörper ist, dass eine normale Serum-Magnesiumkonzentration einen niedrigen Magnesiumspeicher im Gesamtkörper jedoch nicht ausschließt [10].

Da die Hypomagnesiämie häufig mit anderen metabolischen Anomalien, insbesondere Hypokaliämie, Hypokalzämie und metabolischer Azidose, einhergeht, ist es schwierig zu bestimmen, welche Symptome ausschließlich auf die Hypomagnesiämie zurückzuführen sind.

Der Magnesiumhaushalt im Körper wird durch ein dynamisches Zusammenspiel zwischen der intestinalen Absorption, dem Austausch mit den Knochen und der renalen Ausscheidung gesteuert [11]. Unter normalen Ernährungsbedingungen bei gesunden Personen werden etwa 30–50 % des aufgenommenen Magnesiums absorbiert. Grundsätzlich müssen spezifische Transportsysteme für Magnesium vorhanden sein, da Magnesiumionen als geladene Teilchen die Lipiddoppelschicht von Zellmembranen nicht per Diffusion überwinden können. Untersuchungen zeigen, dass die absolute Resorption mit steigender Magnesiumaufnahme zunimmt, aber der relative Anteil vom zugeführten Magnesium gleichzeitig sinkt.

Dies steht im Einklang mit der Kombination eines aktiven, sättigbaren Transportsystems, das bei niedriger Magnesiumkonzentration aktiv ist, und einem nicht sättigbaren, passiven Transportsystem, das bei hoher Magnesiumaufnahme den überwiegenden Teil der Magnesiumresorption übernimmt.

Prinzipiell geschieht die Magnesiumaufnahme im Darm somit über zwei verschiedene Transportwege: parazellulär und transzellulär. Der quantitativ bedeutende parazelluläre Weg ist für die Absorption von Magnesium bei höheren Konzentrationen verantwortlich und findet hauptsächlich im Dünndarm statt, während die Feinabstimmung der Magnesiumresorption im Blinddarm und Dickdarm über den transzellulären Transport vermittelt wird [11].

Der parazelluläre Weg der Magnesiumresorption verläuft zwischen den Enterozyten und wird durch Barriereproteine der Claudin-Familie reguliert. Die parazelluläre Magnesiumresorption wird durch seinen Konzentrationsgradienten angetrieben und ist von der luminalen Magnesiumkonzentration abhängig, die wiederum durch die Magnesiumzufuhr aus der Nahrung bestimmt wird. Insgesamt ist die Geschwindigkeit der Magnesiumresorption über das Darmepithel von der transepithelialen elektrischen Spannung (die normalerweise etwa +5 mV beträgt, lumen-positiv in Bezug auf das Blut) und dem transepithelialen Konzentrationsgradienten abhängig [12].

Der transzelluläre Weg besteht aus einer apikalen Magnesiumaufnahme, vermittelt durch Magnesium-permeable Kanäle, und einem basolateralen Extrusionsschritt, vermittelt durch ein Natrium/Magnesium-Austauschsystem. Als transzelluläres Transportsystem für Magnesium wurde der Ionenkanal TRPM6 (Transient receptor potential cation channel subfamily M member 6) identifiziert. TRPM6 gehört zur Familie der Melastatin-verwandten TRP-Kanäle. Das über diesen Kanal aufgenommene Magnesium muss über andere Transportsysteme in Richtung Blut transportiert werden, insbesondere der Natrium/Magnesium-Austauscher ist hier von Bedeutung [13].

Während die parazelluläre Resorption von Magnesium hauptsächlich im proximalen Darm stattfindet, ist die transzelluläre Magnesiumresorption vor allem in den distalen Regionen des Magen-Darm-Traktes lokalisiert. Prinzipiell können nur freie Magnesiumionen über den parazellulären und den transzellulären Weg resorbiert werden. Ein gekoppelter Transport für Magnesium wurde bisher nicht gefunden.

Selbstverständlich ist das Ausmaß der Magnesiumresorption für die Magnesiumhomöostase von großer Bedeutung, allerdings wird der überwiegende Teil der Regulation der Serum-Magnesiumkonzentration durch die Nierenfunktion bestimmt. In den Glomeruli der Nieren wird mit dem Ultrafiltrat des Blutserums auch Magnesium sezerniert, das in den Tubuli zurückresorbiert werden muss. Der größte Teil der Magnesiumreabsorption findet dabei passiv parazellulär in den proximalen Tubuli (PTs) und dem dicken aufsteigenden Schenkel der Henle'schen Schleife (TAL) statt (10–30 % bzw. 40–70 % der gefilterten Magnesiummenge). Dieser Transport wird insbesondere durch den Konzentrationsgradienten für Magnesium angetrieben. Etwa 5–10 % des ultrafiltrierten Magnesiums werden im distalen Tubulus (DCT) resorbiert, wobei die Feinabstimmung der Magnesiumresorption über einen aktiven

Reabsorptionsprozess erfolgt. In diesem Segment ist der epitheliale Magnesium-Kanal TRPM6 für den Magnesiumeinstrom verantwortlich. Nach dem DCT findet keine Magnesiumresorption mehr statt. Aufgrund der effektiven Rückresorptionsmechanismen wird insgesamt nur ein geringer Teil (ca. 1–5 %) des ultrafiltrierten Magnesiums ausgeschieden [14].

Seltene genetische Erkrankungen verursachen renale Magnesiumverluste vor allem durch Änderungen von Magnesiumtransportern im distalen Nierentubulus. Inzwischen wurden Mutationen in mehr als einem Dutzend Genen als Ursache für derartige Hypomagnesiämien beschrieben [15].

Bei ausgeglichenem Magnesiumstatus werden pro Tag ca. 100 mg Magnesium aus dem Darm eines Erwachsenen resorbiert. In der Niere wird bei diesem pro Tag eine durchschnittliche Menge von ca. 2400 mg Magnesium ultrafiltriert, wovon im Gleichgewicht 2300 mg zurückresorbiert und nur 100 mg ausgeschieden werden (Abb. 1). Im Vergleich zur Magnesiumresorption im Darm wird somit in der Niere insgesamt das mehr als 20-Fache an Magnesium resorbiert. Die Niere ist deshalb für die Magnesiumhomöostase von herausragender Bedeutung und eine beeinträchtigte Nierenfunktion beeinträchtigt auch den Magnesiumhaushalt.

Die verschiedenen Mechanismen des Magnesiumtransports in Darm und Niere ermöglichen es auch bei niedriger Magnesiumzufuhr für eine gewisse Zeit die Magnesiumhomöostase zu gewährleisten.

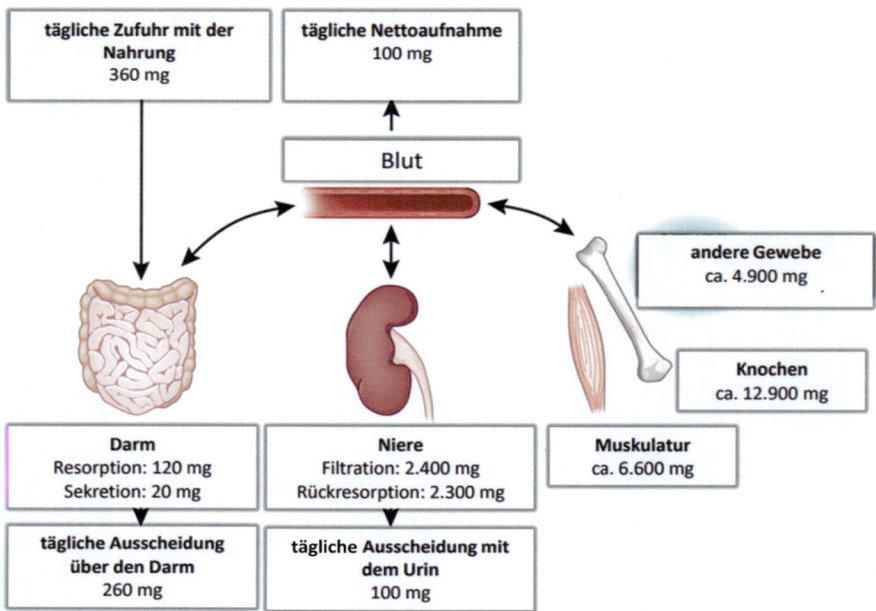

Abb. 1 Regulation der Magnesiumhomöostase

Als Detektor der extrazellulären Magnesiumkonzentration dient der Calcium-Sensing Receptor (CaSR) der Niere, der eigentlich ein Divalent-Kationen-Rezeptor ist und sowohl auf Änderungen der Kalzium- als auch der Magnesiumionenkonzentration reagiert [16]. Sinkt die Serum-Magnesiumkonzentration, wird der CaSR aktiviert, mit der Folge, dass insbesondere der Anteil der aktiven transzellulären Magnesiumaufnahme durch vermehrte Expression von Magnesiumtransportern, insbesondere TRPM6, deutlich gesteigert wird.

Auch im Darm ist die Anzahl der verfügbaren aktiven Magnesiumtransportsysteme und deren Aktivität von der lokalen Magnesiummenge abhängig. Untersuchungen bei Patienten mit Kolonkarzinom haben gezeigt, dass generell bei dieser Tumorerkrankung die Expression von Magnesiumtransportern im Darmepithel erhöht war. Zusätzlich fand man heraus, dass bei denjenigen Patienten mit geringerer Expression der Transporter die Überlebensdauer verlängert war. Eine reduzierte Expression der Magnesiumtransporter könnte demnach einen Schutzeffekt darstellen, was sich relativ einfach durch eine hohe Magnesiumzufuhr erreichen ließe. Eine hohe Magnesiummenge im Darm könnte somit bei Darmkrebs protektiv wirken [17].

Eine weitere Beeinflussung der Magnesiumhomöostase ergibt sich aus Änderungen im Säure-Basen-Status. Bereits eine leichte Azidose führt zu einer deutlich erhöhten Magnesiumausscheidung im Urin [18]. Darüber hinaus beeinflusst der pH-Wert des Darmlumens die Freisetzung von gebundenem Magnesium. Da Magnesium in der Nahrung an Substanzen wie Phytat und nicht-fermentierbare Ballaststoffe wie Zellulose und Lignine gebunden ist, wird die Magnesiumbioverfügbarkeit durch einen sauren pH-Wert erhöht. Des Weiteren konkurriert hohe Kalzium- und Phosphoraufnahme mit der Magnesiumaufnahme, insbesondere bei niedriger Magnesiumzufuhr.

Die Magnesiumhomöostase wird durch hormonelle und nicht-hormonelle Mechanismen streng reguliert, um eine optimale intrazelluläre und extrazelluläre Magnesiumkonzentration aufrechtzuerhalten. Parathormon (PTH) und Calcitriol (aktives Vitamin D) spielen eine Schlüsselrolle bei der Magnesiumhomöostase. PTH erhöht die renale Magnesiumreabsorption als Reaktion auf niedrige Serum-Magnesiumkonzentrationen, während Calcitriol die intestinale Magnesiumabsorption verbessert, indem es die Expression von TRPM6-Transportern sowie der für die parazelluläre Magnesiumresorption notwendigen Claudine im Darm hochreguliert.

Die Empfehlung verschiedener Ernährungsorganisationen für die tägliche Magnesiumzufuhr für erwachsene Frauen und Männer beträgt 300–400 mg. Magnesium ist in fast allen Lebensmitteln enthalten. Die wichtigsten Nahrungsquellen sind Vollkorngetreide, Hülsenfrüchte, Nüsse und Schokolade. Gemüse, Obst, Fleisch und Fisch haben einen mittleren Magnesiumgehalt, während Milchprodukte und viele Getränke einen niedrigen Magnesiumgehalt aufweisen [19].

In Populationen, die sich „traditionell" ernähren, wurde eine durchschnittliche Magnesiumzufuhr von 450–700 mg/Tag bei Erwachsenen festgestellt, während diejenigen, die "moderne Diäten" mit verarbeiteten Lebensmitteln verzehren, eine mittlere Aufnahmemenge von 250 und 350 mg/Tag verzeichneten [20].

In verschiedenen Untersuchungen wurde gezeigt, dass mit der bei uns üblichen Nahrung die empfohlene Magnesiumzufuhr häufig nicht erreicht wird. Marktkorb- und Duplikatstudien ergaben, dass Frauen im Durchschnitt nur 210 mg und Männer 260 mg Magnesium pro Tag zu sich nahmen [2].

Zufuhrempfehlungen für Magnesium gelten für die gesunde Bevölkerung, die keine Anzeichen eines Magnesiummangels aufweist. Bei Vorliegen eines Magnesiummangels muss die Magnesiumzufuhr auch deutlich über die Empfehlungen hinaus erhöht werden. Unberücksichtigt in den Empfehlungen sind auch Situationen, die zu erhöhten Magnesiumverlusten über die Niere – wie sie z. B. bei Einnahme bestimmter Medikamente auftreten – oder gestörter Aufnahmefähigkeit des Darms führen – wie es allgemein bei Erkrankungen der Darmschleimhaut der Fall ist [21].

Die Empfehlungen betrachten aber vor allem auch nicht den Magnesiumbedarf, der zur Vermeidung von Krankheitsrisiken notwendig ist, sondern beschränken sich auf die Vermeidung eines Mangels.

Magnesiumzufuhr

Ernährungsdaten deuten darauf hin, dass die durchschnittliche Magnesiumaufnahme in den letzten 100 Jahren deutlich zurückgegangen ist. Studien in den USA zeigten, dass 23,5 % der Bevölkerung eine tägliche Magnesiumzufuhr von weniger als 50 % der Empfehlungen hatten. Ähnliche Tendenzen mit zu niedriger Magnesiumzufuhr aus der Nahrung wurden in Großbritannien und Deutschland festgestellt. Der Anteil in der Bevölkerung, der hinsichtlich der täglichen Magnesiumaufnahme unter den Empfehlungen lag, betrug etwa 25 % und stieg insbesondere in der Gruppe junger Frauen auf etwa 50 %. In weiteren Untersuchungen in Deutschland, bei denen auch die Serum-Magnesiumkonzentration gemessen wurde, zeigte sich, dass ca. 10 % der erwachsenen Bevölkerung Serum-Magnesiumkonzentrationen aufwiesen, die auf einen erheblichen Magnesiummangel schließen lassen, wobei als Grenzwerte Magnesiumkonzentrationen gewählt wurden, die heute bereits als zu niedrig angesehen werden (Serum-Magnesiumkonzentrationen unter 0,674 mmol/l bei Frauen und unter 0,69 mmol/l bei Männern). Hätte man als Grenzwerte die heute empfohlenen unteren Werte verwendet, wäre der Anteil erheblich höher gewesen. In der Altersgruppe der 18- bis 24-jährigen Frauen betrug der Anteil der Frauen mit Serumkonzentrationen unter dem damaligen Grenzwert sogar schon 20 %. Dieses ist besonders bedenklich, da es bedeutet, dass Frauen im gebärfähigen Alter oft bereits mit schlechtem Magnesiumstatus in die Schwangerschaft hineingehen [22].

Die wichtigste Ursache für einen Magnesiummangel ist deshalb sicherlich ein „zu Wenig" an Magnesium in unserer Nahrung. Verantwortlich für diese geringe Magnesiumzufuhr sind zum großen Teil die modernen landwirtschaftlichen Produktionsmethoden. Moderne Getreidesorten sowie Anbau- und Düngeverfahren haben dazu geführt, dass seit Einführung industrieller Landwirtschaftsproduktion der Magnesiumgehalt in Getreide erheblich abgenommen hat. Untersuchungen aus England zeigten, dass Proben von Weizen, die schon beginnend mit dem Jahre 1840 bis zur Gegenwart gesammelt und aufbewahrt wurden, bis ca. 1960 Magnesium im Bereich von etwa 1200 mg/kg enthalten. Analysen von Weizen aus der Zeit danach bis in die Gegenwart zeigen, dass der Magnesiumgehalt deutlich abnahm und gegenwärtig nur noch ca. 800 mg/kg beträgt. Hinzu kommt, dass magnesiumreicher Dünger teurer als normaler ist und entsprechend weniger verwendet wird [23].

Aber nicht nur die landwirtschaftliche Produktion, auch die starke Verarbeitung von Lebensmitteln sorgt für eine Abnahme des relativen Magnesiumgehalts in den verzehrten Lebensmitteln. So geht z. B. durch Kochen in Wasser aus Kartoffeln bis zur Hälfte des enthaltenen Magnesiums verloren – und wird mit dem Kochwasser weggeschüttet. Generell führt die Verarbeitung von Lebensmittel zu Magnesiumverlusten, beispielsweise verringert die Verarbeitung von Weizen zu Mehl oder von braunem Reis zu poliertem Reis den Magnesiumgehalt um etwa 80 %.

Nimmt man die zunehmende Tendenz des Verzehrs von vorgefertigter Nahrung hinzu, so ist es nicht verwunderlich, dass ein Magnesiummangel weit verbreitet ist.

Die Magnesiumzufuhr über Trinkwasser und daraus hergestellten Getränken wird in Untersuchungen zur Magnesiumzufuhr oft nicht berücksichtigt. Generell ist der Magnesiumgehalt im Trinkwasser von Quelle zu Quelle unterschiedlich und liegt in Deutschland in einem Bereich von nahe 0 bis maximal 80 mg/l Trinkwasser, im Mittel enthält Trinkwasser ca. 10 mg/l. Mineralwässer können Magnesiumkonzentrationen bis zu ca. 1000 mg/l aufweisen. In einer Metaanalyse von epidemiologischen Untersuchungen wurde ein erhöhtes Risiko für Sterblichkeit an koronarer Herzkrankheit in Gebieten mit niedrigem Magnesiumgehalt im Trinkwasser beschrieben. Auch bei verschiedenen Krebserkrankungen fand man einen umgekehrten Zusammenhang zwischen dem Auftreten von Tumoren und dem Magnesiumgehalt des Trinkwassers. Neuere Untersuchungen zum Magnesiumgehalt im Trinkwasser und Krankheitsrisiken in Dänemark und den Niederlanden zeigten, dass niedrige Konzentrationen von Magnesium im Trinkwasser mit einer um bis zu 22 % erhöhten Mortalität aufgrund eines akuten Myokardinfarkts verbunden waren [24].

Hauptsymptome eines Magnesiummangels

Da Magnesium an einer sehr großen Zahl biologischer Funktionen beteiligt ist, ist das Spektrum der Symptome eines Magnesiummangels ebenfalls sehr vielfältig (Abb. 2). Am bekanntesten sind Symptome im neuromuskulären Bereich. Häufig werden Wadenkrämpfe, Herzrhythmusstörungen, Migräne und Risikoerhöhung für viele Stoffwechselerkrankungen als Symptome einen Magnesiummangels verzeichnet [14, 19].

Bei Vorliegen eines Magnesiummangels ist durch Erhöhung der Zufuhr für einen Ausgleich zu sorgen. Sinnvollerweise wird dazu die übliche empfohlene

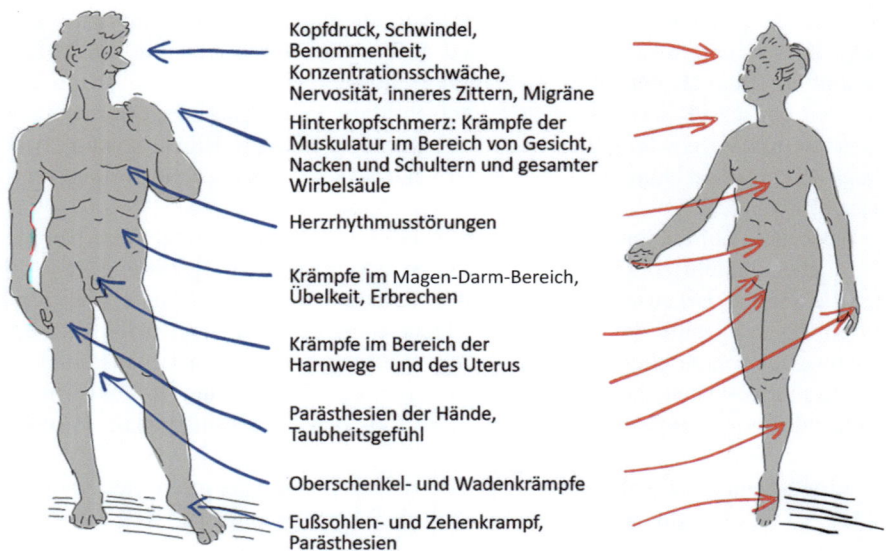

Abb. 2 Mögliche Symptome des Magnesiummangels

Magnesiumzufuhr durch zusätzliche Gabe von 300–400 mg Magnesium für einen Zeitraum von mindestens 4 Wochen verdoppelt, um ein Auffüllen von Gewebespeichern zu ermöglichen. Als besonders geeignet für die orale Substitution haben sich organische Magnesiumverbindungen herausgestellt [25].

Literatur

1. de Baaij JH, Hoenderop JG, Bindels RJ (2015) Magnesium in man: implications for health and disease. Physiol Rev 95:1–46
2. Vormann J, Anke M (2002) Dietary magnesium: supply, requirements and recommendations –results from duplicate and balance studies in man. Journal of Clinical and Basic Cardiology 5:49–53
3. Fiorentini D, Cappadone C, Farruggia G, Prata C (2021) Magnesium: biochemistry, nutrition, detection, and social impact of diseases linked to its deficiency. Nutrients 13:1136
4. Fritzen R, Davies A, Veenhuizen M, Campbell M, Pitt SJ, Ajjan RA et al (2023) Magnesium deficiency and cardiometabolic disease. Nutrients 15:2355
5. Maier JAM, Locatelli L, Fedele G, Cazzaniga A, Mazur A (2022) Magnesium and the brain: a focus on neuroinflammation and neurodegeneration. Int J Mol Sci 24:223
6. Ashique S, Kumar S, Hussain A, Mishra N, Garg A, Gowda BHJ et al (2023) A narrative review on the role of magnesium in immune regulation, inflammation, infectious diseases, and cancer. J Heal, Popul, Nutr 42:74
7. Lötscher J, Líndez A-AM i, Kirchhammer N, Cribioli E, Attianese GMPG, Trefny MP et al. Magnesium sensing via LFA-1 regulates CD8+ T cell effector function. Cell 2022; 185: 585–602.e29

8. Martin H, Uring-Lambert B, Adrian M, Lahlou A, Bonet A, Demougeot C et al (2008) Effects of long-term dietary intake of magnesium on oxidative stress, apoptosis and ageing in rat liver. Magnesium research: official organ of the International Society for the Development of Research on Magnesium 21:124–130
9. Dominguez L, Veronese N, Barbagallo M (2024) Magnesium and the hallmarks of aging. Nutrients 16:496
10. Micke O, Vormann J, Kraus A, Kisters K (2021) Serum magnesium: time for a standardized and evidence-based reference range. Magnesium Res 34:84–89
11. Chamniansawat S, Suksridechacin N, Thongon N (2023) Current opinion on the regulation of small intestinal magnesium absorption. World J Gastroenterol 29:332–342
12. Houillier P, Lievre L, Hureaux M, Prot-Bertoye C (2023) Mechanisms of paracellular transport of magnesium in intestinal and renal epithelia. Ann Ny Acad Sci 1521:14–31
13. Kolisek M, Sponder G, Pilchova I, Cibulka M, Tatarkova Z, Werner T et al. (2019) Magnesium Extravaganza: A Critical Compendium of Current Research into Cellular Mg2+ Transporters Other than TRPM6/7 Reviews of Physiology, Biochemistry and Pharmacology 176. 2018; : 65–105
14. Touyz RM, de Baaij JHF, Hoenderop JGJ (2024) Magnesium disorders. N Engl J Med 390:1998–2009
15. Viering D, de Baaij JH, Walsh SB, Kleta R, Bockenhauer D (2016) Genetic causes of hypomagnesemia, a clinical overview. Pediatr Nephrol. https://doi.org/10.1007/s00467-016-3416-3. 10.1007/s00467-016-3416-3
16. Zhang C, Zhang T, Zou J, Miller CL, Gorkhali R, Yang J-Y et al (2016) Structural basis for regulation of human calcium-sensing receptor by magnesium ions and an unexpected tryptophan derivative co-agonist. Sci Adv 2:e1600241
17. Auwercx J, Rybarczyk P, Kischel P, Dhennin-Duthille I, Chatelain D, Sevestre H et al (2021) Mg2+ transporters in digestive cancers. Nutrients 13:210
18. Rylander R, Tallheden T, Vormann J (2009) Acid-base conditions regulate calcium and magnesium homeostasis. Magnes Res 22:262–265
19. Costello RB, Rosanoff A. Present knowledge in nutrition. 2020; : 349–373
20. Guerrero-Romero F, Micke O, Simental-Mendía LE, Rodríguez-Morán M, Vormann J, Iotti S et al (2023) Importance of magnesium status in COVID-19. Biology 12:735
21. Gröber U (2019) Magnesium and drugs. Int J Mol Sci 20:2094
22. Vormann J (2016) Magnesium: nutrition and homoeostasis. AIMS Public Health 3:329–340
23. Rosanoff A (2013) Changing crop magnesium concentrations: impact on human health. Plant Soil 368:139–153
24. Vormann. Trägt der Magnesiumgehalt im Trinkwasser zur Gesundheit bei? ZKM 2022; 3: 32–35
25. Pardo MR, Vilar EG, Martín ISM, Martín MAC (2021) Bioavailability of magnesium food supplements: a systematic review. Nutrition 89:111294

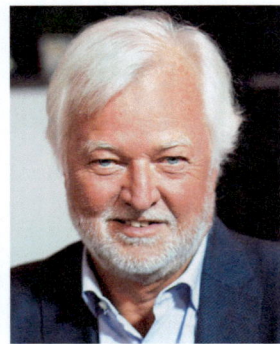

Prof. Dr. rer. nat. Jürgen Vormann, Jahrgang 1953, studierte Ernährungswissenschaften an der Universität Hohenheim/Stuttgart, wo er auch in Pharmakologie und Toxikologie der Ernährung promovierte. Er habilitierte sich für Biochemie am Institut für Molekularbiologie und Biochemie des Universitätsklinikums Benjamin Franklin der Freien Universität Berlin und wurde dort zum apl. Professor ernannt. Seine Arbeitsschwerpunkte sind: Biochemie und Pathophysiologie pharmakologisch wirksamer Lebensmittelinhaltsstoffe, Magnesium und gesundheitliche Wirkungen, Säure-Basen-Stoffwechsel. Er hat mehr als 280 Publikationen in wissenschaftlichen Zeitschriften, Monographien und Lehrbüchern verfasst. Prof. Vormann ist Leiter des Instituts für Prävention und Ernährung (IPEV) in Ismaning/München. Darüber hinaus ist er seit 2023 Leiter des Bereichs Ernährung an der Deutschen Berufsakademie-Sport und Gesundheit in Baunatal/Kassel. Prof. Vormann war Präsident der Deutschen Gesellschaft für Magnesium-Forschung und Vorsitzender der Gordon Research Conference "Magnesium in Biochemical Processes and Medicine", Ventura, USA, und ist Mitglied in den Beiräten verschiedener Ernährungsorganisationen.

Ernährung und Magnesium

Jürgen Vormann und Tanja Werner

Ein Mangel an Magnesium kann schwerwiegende gesundheitliche Folgen haben, eine ausreichende Zufuhr, insbesondere mit einer ausgewogenen Ernährung, ist deshalb von herausragender Bedeutung.

Magnesiumbedarf und empfohlene Tageszufuhr

Der tägliche Magnesiumbedarf variiert je nach Alter, Geschlecht und Lebenssituation. Weltweit wird für Erwachsene der Bedarf mit etwa 300–400 mg pro Tag angegeben [1]. Die Deutsche Gesellschaft für Ernährung (DGE) gibt für Magnesium nicht mehr eine empfohlene Zufuhr, sondern Schätzwerte für eine angemessene Zufuhr an. Die neuen Schätzwerte lauten: Erwachsene (19 bis über 65 Jahre): Männer: 350 mg/Tag und Frauen 300 mg/Tag (D-A-CH-Referenzwerte für die Nährstoffzufuhr [dge-medienservice.de]).

Schwangere und Stillende haben einen erhöhten Bedarf. Auch Sportler und Menschen, die unter Stress stehen, benötigen oft mehr Magnesium, da der Mineralstoff bei körperlicher Anstrengung oder Stress schneller ausgeschieden wird. Zufuhrempfehlung gelten für den Teil der gesunden Bevölkerung, der keine Anzeichen eines Magnesiummangels aufweist. Natürlich ist damit nicht der Magnesiumbedarf für Personen gedeckt, die unter bestimmten Krankheiten leiden. Ebenso gilt diese Empfehlung nicht für diejenigen, die schon ein Defizit aufweisen, denn um einen vorhandenen Mangel auszugleichen, muss natürlich die Zufuhr erhöht werden. Unberücksichtigt in den Empfehlungen sind auch Situationen, die zu erhöhten Magnesiumverlusten über die Niere, wie sie z. B. bei Einnahme bestimmter Medikamente auftreten, oder gestörter Aufnahmefähigkeit des Darms führen, wie es allgemein bei Erkrankungen der Darmschleimhaut der Fall ist.

Text: Jürgen Vormann, Ergänzungen: Tanja Werner

Häufig liest man, dass bei „vernünftiger" Ernährung der Magnesiumbedarf gedeckt ist und Probleme hinsichtlich der Magnesiumversorgung zu vernachlässigen sind. Hierbei bleibt unberücksichtigt, dass große Teil der Bevölkerung sich nicht optimal ernähren. Oft werden für die Bewertung der Magnesiumzufuhr auch alte, überholte Tabellen verwendet. Zudem wird der Verlust von Magnesium bei der Zubereitung der Nahrung darin nicht berücksichtigt.

Insgesamt gesehen ist eine geringe Magnesiumzufuhr weitverbreitet. Verantwortlich hierfür sind zum großen Teil die modernen landwirtschaftlichen Produktionsmethoden. Moderne Getreidesorten sowie Anbau- und Düngeverfahren haben dazu geführt, dass seit Einführung industrieller Landwirtschaftsproduktion der Magnesiumgehalt in Getreide erheblich abgenommen hat [2]. Untersuchungen aus England zeigten, dass Proben von Weizen, die schon beginnend mit dem Jahre 1840 bis zur Gegenwart gesammelt und aufbewahrt wurden, bis ca. 1960 Magnesium im Bereich von etwa 1200 mg/kg enthalten. Die Analyse von Weizen aus der Zeit danach bis in die Gegenwart zeigt, dass der Magnesiumgehalt deutlich abnahm und gegenwärtig nur noch ca. 800 mg/kg beträgt [3]. Hinzu kommt, dass magnesiumreicher Dünger teurer als normaler ist und entsprechend weniger verwendet wird.

Im Folgenden wird der Einfluss von Lebensmittelauswahl und -zubereitung dargestellt.

Lebensmittel mit hohem Magnesiumgehalt

Es gibt viele Lebensmittel, die eine gute Quelle für Magnesium darstellen (Abb. 1). Hier einige der besten magnesiumreichen Lebensmittel:

Vollkornprodukte
Vollkornprodukte wie Haferflocken, Vollkornbrot und brauner Reis sind reich an Magnesium. Eine Portion Haferflocken (etwa 50 g) liefert etwa 60 mg Magnesium. Da bei der Verarbeitung von Getreide viele Nährstoffe, einschließlich Magnesium, verloren gehen, ist es ratsam, Vollkornvarianten zu bevorzugen.

Hoher Magnesiumgehalt >150 mg / 100 g		Mittlerer Magnesiumgehalt 50 – 150 mg / 100 g		Niedriger Magnesiumgehalt <50 mg / 100 g	
Cashewnüsse	270 mg	Bohnen (weiß)	130 mg	Bananen	36 mg
Erdnüsse	163 mg	Erbsen	120 mg	Emmentaler (45 % i. Tr.)	33 mg
Kürbiskerne	535 mg	Garnelen	67 mg	Forelle	27 mg
Reis (unpoliert)	157 mg	Haferflocken	140 mg	Joghurt	12 mg
Sonnenblumenkerne	420 mg	Heringsfilet	61 mg	Lachs	29 mg
Weizenkeime	308 mg	Nudeln	67 mg	Rindfleisch (Filet)	21 mg
Weizenkleie	550 mg	Spinat	58 mg	Schweinefleisch (Filet)	22 mg
Zartbitterschokolade	290 mg	Vollkornbrot	90 mg	Vollmilch	12 mg

Abb. 1 Magnesiumgehalt ausgewählter Lebensmittel [1]

Nüsse und Samen

Nüsse und Samen sind hervorragende Magnesiumlieferanten. Insbesondere Mandeln, Cashewnüsse und Kürbiskerne enthalten viel Magnesium. Eine Handvoll Mandeln (ca. 30 g) liefert etwa 80 mg Magnesium. Auch Leinsamen und Chia-Samen sind eine gute Wahl, um den Magnesiumbedarf zu decken.

Hülsenfrüchte

Hülsenfrüchte wie Linsen, Kichererbsen und Bohnen sind nicht nur reich an Ballaststoffen und Proteinen, sondern auch an Magnesium. 100 g gekochte Linsen enthalten rund 36 mg Magnesium, während eine ähnliche Menge schwarze Bohnen sogar bis zu 60 mg liefern kann.

Grünes Blattgemüse

Grünes Blattgemüse wie Spinat, Mangold und Grünkohl ist eine weitere gute Quelle für Magnesium. Die grüne Farbe dieser Gemüsesorten stammt von Chlorophyll, einem Molekül, das Magnesium enthält. 100 g gekochter Spinat liefern etwa 80 mg Magnesium.

Fisch

Fettreiche Fische wie Makrele, Lachs und Heilbutt sind nicht nur reich an Omega-3-Fettsäuren, sondern enthalten auch beachtliche Mengen an Magnesium. Eine Portion Makrele (etwa 100 g) liefert bis zu 90 mg Magnesium.

Bananen und Avocados

Obst ist nicht die erste Wahl, wenn es um Magnesiumquellen geht, aber einige Früchte wie Bananen und Avocados sind besonders nährstoffreich. Eine mittelgroße Banane liefert etwa 30 mg Magnesium, während eine Avocado mit 58 mg pro Frucht aufwarten kann.

Magnesiumverluste bei der Zubereitung von Lebensmitteln

Magnesiumverluste bei der Zubereitung von Lebensmitteln sind ein wichtiger Faktor, der bei der Planung einer magnesiumreichen Ernährung berücksichtigt werden sollte. Obwohl viele Lebensmittel von Natur aus reich an Magnesium sind, können bestimmte Zubereitungsmethoden den Magnesiumgehalt signifikant reduzieren.

Auslaugen durch Kochen

Kochen ist eine der Hauptursachen für den Verlust von Magnesium in Lebensmitteln. Da Magnesium wasserlöslich ist, wird ein großer Teil des Magnesiums beim Kochen von Lebensmitteln, insbesondere von Gemüse, Hülsenfrüchten und Getreide, ins Kochwasser ausgewaschen. Je länger die Lebensmittel in Wasser gekocht werden, desto mehr Magnesium geht verloren. In manchen Fällen können bis zu 50 % des ursprünglichen Magnesiumgehalts durch das Kochen verloren gehen.

Wie man den Magnesiumverlust durch Kochen reduziert
- **Kochwasser weiterverwenden:** Eine Möglichkeit, den Magnesiumverlust zu minimieren, besteht darin, das Kochwasser nicht wegzuschütten. Man kann es z. B. als Grundlage für Suppen oder Saucen verwenden, um die im Wasser gelösten Nährstoffe zu nutzen.
- **Schonendes Kochen:** Kurzes Blanchieren oder Dampfgaren statt intensiven Kochens kann helfen, die Nährstoffverluste, einschließlich Magnesium, zu reduzieren.
- **Verwendung von weniger Wasser:** Wenn Kochen notwendig ist, sollte man versuchen, nur so viel Wasser wie nötig zu verwenden, um die Lebensmittel zu garen.

Schälen von Obst und Gemüse

Ein weiterer bedeutender Faktor für den Verlust von Magnesium ist das Schälen von Obst und Gemüse. Da viele Mineralstoffe, einschließlich Magnesium, direkt unter der Schale oder in der Schale selbst konzentriert sind, gehen beim Schälen große Mengen an Magnesium verloren. Dies betrifft besonders magnesiumreiche Lebensmittel wie Kartoffeln, Karotten oder Äpfel.

Wie man den Magnesiumverlust durch Schälen vermeidet
- **Schale mitessen:** Wo möglich, sollte man Obst und Gemüse ungeschält essen. Bei Kartoffeln und Karotten etwa enthält die Schale einen erheblichen Anteil der Nährstoffe. Es ist jedoch wichtig, das Gemüse gründlich zu waschen, um Pestizidrückstände zu entfernen.
- **Biologische Produkte bevorzugen:** Bei Produkten aus biologischem Anbau kann das Risiko von Schadstoffen in der Schale minimiert werden, sodass man die Schalen unbedenklich verzehren kann.

Raffinieren von Getreide

Der Raffinationsprozess, dem Getreide wie Weizen oder Reis bei der Herstellung von Weißmehl und weißem Reis unterzogen wird, entfernt einen Großteil der Magnesiumvorräte. Das meiste Magnesium in Getreide ist in den äußeren Schichten, also in der Kleie und im Keim, gespeichert. Beim Entfernen dieser Schichten während der Verarbeitung gehen bis zu 80 % des ursprünglichen Magnesiumgehalts verloren.

Wie man Magnesiumverluste durch Raffinierung vermeidet
- **Vollkornprodukte bevorzugen:** Die Verwendung von Vollkornprodukten anstelle von raffinierten Produkten ist eine der besten Möglichkeiten, um die Magnesiumaufnahme zu maximieren. Vollkornreis, Vollkornbrot und andere unverarbeitete Getreideprodukte enthalten viel mehr Magnesium als ihre raffinierten Pendants.
- **Selbst mahlen:** Wer die Möglichkeit hat, kann Getreide auch selbst mahlen und so sicherstellen, dass alle nährstoffreichen Bestandteile erhalten bleiben.

Einweichen und Kochen von Hülsenfrüchten

Hülsenfrüchte wie Linsen, Bohnen und Kichererbsen sind von Natur aus reich an Magnesium. Vor dem Kochen müssen sie jedoch oft eingeweicht werden, und auch dieser Prozess kann zu einem gewissen Nährstoffverlust führen. Da Magnesium wasserlöslich ist, wird ein Teil davon beim Einweichen in das Wasser abgegeben. Ähnlich wie beim Kochen kann auch hier ein beträchtlicher Teil des Magnesiums im Einweichwasser verbleiben.

Wie man Magnesiumverluste durch Einweichen minimiert
- **Einweichwasser verwenden:** Auch das Einweichwasser von Hülsenfrüchten kann wie das Kochwasser weiterverwendet werden, um die darin enthaltenen Nährstoffe nicht zu verschwenden. Man kann es beispielsweise zum Kochen der Hülsenfrüchte oder zur Zubereitung von Suppen verwenden.
- **Hülsenfrüchte nur kurz einweichen:** Durch eine kürzere Einweichzeit kann der Magnesiumverlust verringert werden. Allerdings sollte die Einweichzeit ausreichend sein, um die Verdaulichkeit der Hülsenfrüchte zu verbessern.

Braten und Frittieren

Im Gegensatz zum Kochen in Wasser bleibt der Magnesiumgehalt beim Braten oder Frittieren in der Regel stabiler, da kein Wasser im Spiel ist, in das das Magnesium übergehen könnte. Allerdings können extrem hohe Temperaturen bei diesen Zubereitungsmethoden andere Nährstoffe zerstören, was die Gesamtqualität des Lebensmittels beeinträchtigen kann.

Tipps für schonendes Braten
- **Schonend erhitzen:** Vermeiden Sie hohe Temperaturen und langes Braten, um die Nährstoffe zu schonen. Dünsten oder leichtes Anbraten kann eine Alternative sein, bei der die Magnesiumverluste minimal sind.
- **Gesunde Fette verwenden:** Wenn Sie braten, verwenden Sie gesunde Fette wie Olivenöl oder Rapsöl, um den Nährwert des Gerichts insgesamt zu verbessern.

Einfrieren

Das Einfrieren von Lebensmitteln hat im Allgemeinen wenig Einfluss auf den Magnesiumgehalt.

Richtige Lagerung zur Minimierung von Verlusten
- **Frische Lebensmittel schnell verarbeiten:** Es ist ratsam, frische Lebensmittel möglichst bald nach dem Kauf zu verarbeiten oder einzufrieren, um Nährstoffverluste zu minimieren.
- **Tiefgefrieren:** Tiefgefrorenes Gemüse ist eine gute Alternative, da die Nährstoffe, einschließlich Magnesium, gut konserviert bleiben.

Die Zubereitung von Lebensmitteln kann erheblichen Einfluss auf den Magnesiumgehalt haben, insbesondere durch Kochen, Schälen und Raffinieren. Um die Magnesiumaufnahme zu maximieren, ist es sinnvoll, schonende Zubereitungsmethoden zu wählen, Vollkornprodukte zu bevorzugen und das Kochwasser von Gemüse und Hülsenfrüchten weiterzuverwenden. Durch bewusste Entscheidungen bei der Zubereitung kann der Magnesiumgehalt der Nahrung erhalten und der Bedarf optimal gedeckt werden.

Magnesium-Nährstoff-Wechselwirkungen

Die Wechselwirkungen zwischen Lebensmittelbestandteilen und Magnesium sind von großer Bedeutung, da sie sowohl die Absorption als auch die Verwertung von Magnesium im Körper beeinflussen können. Verschiedene Stoffe in Lebensmitteln können die Magnesiumaufnahme entweder fördern oder hemmen. Diese Wechselwirkungen spielen eine entscheidende Rolle für die Bioverfügbarkeit von Magnesium.

Hemmende Faktoren

Phytinsäure

Phytinsäure, die vor allem in Vollkorngetreide, Hülsenfrüchten, Nüssen und Samen vorkommt, kann die Aufnahme von Magnesium hemmen. Sie bindet Mineralstoffe wie Magnesium, Eisen und Zink zu Phytaten, die der Körper schwerer absorbieren kann. Phytinsäure wird oft als Anti-Nährstoff bezeichnet, da sie die Verfügbarkeit von Mineralstoffen reduziert.

Möglichkeiten, den Einfluss von Phytinsäure zu reduzieren
- **Einweichen und Fermentieren:** Durch das Einweichen von Hülsenfrüchten oder das Fermentieren von Getreide (z. B. bei Sauerteigbrot) kann der Phytinsäuregehalt reduziert und die Magnesiumaufnahme verbessert werden.

Oxalsäure

Oxalsäure ist eine weitere Substanz, die die Magnesiumaufnahme negativ beeinflussen kann. Sie kommt in Lebensmitteln wie Spinat, Rhabarber, Kakao und Rüben vor. Oxalsäure bildet mit Magnesium schwer lösliche Verbindungen (Oxalate), die der Körper nur schwer absorbieren kann.

Reduzierung des Oxalatgehalts

- **Kochen und Blanchieren:** Das Kochen oxalsäurehaltiger Lebensmittel kann den Oxalatgehalt verringern, indem die Säure ins Kochwasser übergeht. Allerdings kann durch das Kochen auch Magnesium verloren gehen, weshalb die Verwendung des Kochwassers sinnvoll ist.

Kalzium

Kalzium kann in hohen Mengen die Aufnahme von Magnesium beeinträchtigen, da beide Mineralstoffe im Darm um die gleichen Transportwege konkurrieren. Wenn sehr viel Kalzium vorhanden ist, kann dies dazu führen, dass weniger Magnesium absorbiert wird.

Ausgleich durch ein ausgewogenes Verhältnis

- **Balance zwischen Kalzium und Magnesium:** Eine ausgewogene Ernährung, die sowohl Kalzium- als auch Magnesiumquellen berücksichtigt, ist wichtig. Die empfohlene Kalzium-zu-Magnesium-Ratio in der Nahrung liegt etwa bei 2:1. Einseitige Ernährung mit zu hohem Kalziumanteil (z. B. durch übermäßigen Konsum von Milchprodukten) sollte vermieden werden.

Fördernde Faktoren

Vitamin D

Vitamin D spielt eine zentrale Rolle bei der Aufnahme von Magnesium. Es fördert die Aufnahme von Magnesium im Darm und unterstützt dessen Einbau in die Knochen. Menschen mit einem Vitamin-D-Mangel weisen oft eine geringe Serum-Magnesiumkonzentration auf, da die Aufnahme des Mineralstoffs eingeschränkt ist.

Förderung der Magnesiumaufnahme durch Vitamin D

- **Ausreichende Vitamin-D-Zufuhr:** Sonnenlicht ist die wichtigste Quelle für Vitamin D, aber auch Nahrungsmittel wie fettreicher Fisch (z. B. Lachs), Eigelb und angereicherte Milchprodukte sind gute Vitamin-D-Quellen. In den Wintermonaten kann eine Supplementierung sinnvoll sein.

Präbiotika

Präbiotika sind unverdauliche Nahrungsbestandteile, die das Wachstum und die Aktivität von probiotischen Bakterien im Darm fördern. Präbiotika wie Inulin, das in Zwiebeln, Knoblauch und Artischocken vorkommt, können die Magnesiumaufnahme unterstützen, indem sie das Darmmilieu verbessern und die Absorption von Mineralstoffen fördern.

Organische Säuren

Organische Säuren wie Zitronensäure (in Zitrusfrüchten) oder Milchsäure (in fermentierten Lebensmitteln wie Joghurt und Sauerkraut) können die Magnesiumaufnahme erhöhen, indem sie die Löslichkeit von Magnesium verbessern.

Kombination von magnesiumreichen Lebensmitteln mit säurereichen Lebensmitteln

Der Verzehr von Lebensmitteln wie Zitrusfrüchten oder fermentierten Produkten zusammen mit magnesiumreichen Nahrungsmitteln kann die Bioverfügbarkeit des Mineralstoffs verbessern.

Fazit

Insgesamt gesehen ist Magnesium in unseren Lebensmitteln weitverbreitet enthalten. Eine kluge Auswahl von möglichst naturbelassenen Produkten kann den täglichen Bedarf decken. Allerdings muss beachtet werden, dass Verluste bei der Zubereitung und Interaktionen mit verschiedenen Lebensmittelinhaltsstoffen die tatsächliche Magnesiumaufnahme vermindern können.

Literatur

1. (NDA) EP on DP nutrition and allergies. Scientific opinion on dietary reference values for magnesium. EFSA J 2015; 13. https://doi.org/10.2903/j.efsa.2015.4186
2. Rosanoff A (2013) Changing crop magnesium concentrations: impact on human health. Plant Soil 368:139–153
3. Fan M-S, Zhao F-J, Fairweather-Tait SJ, Poulton PR, Dunham SJ, McGrath SP (2008) Evidence of decreasing mineral density in wheat grain over the last 160 years. J Trace Elem Med Bio 22:315–324

Literatur

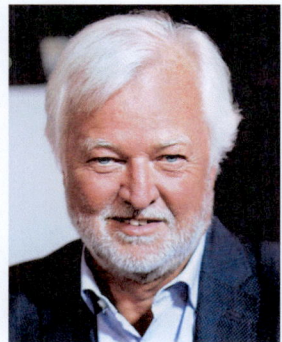

Prof. Dr. rer. nat. Jürgen Vormann, Jahrgang 1953, studierte Ernährungswissenschaften an der Universität Hohenheim/Stuttgart, wo er auch in Pharmakologie und Toxikologie der Ernährung promovierte. Er habilitierte sich für Biochemie am Institut für Molekularbiologie und Biochemie des Universitätsklinikums Benjamin Franklin der Freien Universität Berlin und wurde dort zum apl. Professor ernannt. Seine Arbeitsschwerpunkte sind: Biochemie und Pathophysiologie pharmakologisch wirksamer Lebensmittelinhaltsstoffe, Magnesium und gesundheitliche Wirkungen, Säure-Basen-Stoffwechsel. Er hat mehr als 280 Publikationen in wissenschaftlichen Zeitschriften, Monographien und Lehrbüchern verfasst. Prof. Vormann ist Leiter des Instituts für Prävention und Ernährung (IPEV) in Ismaning/München. Darüber hinaus ist er seit 2023 Leiter des Bereichs Ernährung an der Deutschen Berufsakademie-Sport und Gesundheit in Baunatal/Kassel. Prof. Vormann war Präsident der Deutschen Gesellschaft für Magnesium-Forschung und Vorsitzender der Gordon Research Conference "Magnesium in Biochemical Processes and Medicine", Ventura, USA, und ist Mitglied in den Beiräten verschiedener Ernährungsorganisationen.

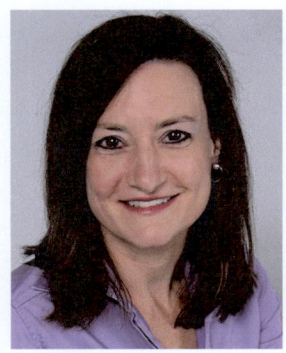

Dr. rer. nat. Tanja Werner, geboren 1979, studierte Ernährungswissenschaft an der Technischen Universität München mit dem Schwerpunkt Biomedizin. Die anschließende Promotion erfolgte im Fach „Biofunktionalität der Lebensmittel". Als Wissenschaftlerin ist Sie heute in der Pharmazeutischen Industrie beschäftigt, sowie als Koautorin von Fachpublikationen und Dozentin an Universitäten tätig. Ihre Arbeitsgebiete umfassen die Biochemie und Pathophysiologie von Mineralstoffen, Spurenelementen und Vitaminen als auch den gesamten Bereich des Säure-Basen-Haushaltes. In diesem Gebiet ist sie auch zweifache Patentinhaberin. Frau Dr. Werner ist Mitglied der Gesellschaft für Magnesium-Forschung e. V. und der Gesellschaft für Mineralstoffe und Spurenelemente e. V., sowie stellvertretende Vorsitzende im Ausschuss Selbstmedikation des Bund der Pharmazeutischen Industrie (BPI).

Arzneimittelinduzierte Störungen im Magnesiumhaushalt

Uwe Gröber und Klaus Kisters

Magnesiummangel durch Arzneimittel beachten

Magnesium ist der Manager des mitochondrialen Adenosintriphosphat(ATP)-Stoffwechsels und als Schrittmacher von über 600 Enzymen an etwa 80 % aller derzeit bekannten Stoffwechselprozesse beteiligt. Eine Unterversorgung an Magnesium hat daher weitreichende klinische Folgen: z. B. Störungen erregbarer Membranen in Nerven, Muskeln und kardiovaskulärem Leitungssystem. Zu den häufigsten neuromuskulären Störungen zählen Muskelkrämpfe oder -schwäche, Karpopedalspasmus, Tetanie, Schwindel, Ataxie, Krampfanfälle, Depression und Psychose. Bei den kardiovaskulären Störungen sind neben einem erhöhten Vasotonus zu nennen: ventrikuläre Arrhythmien, Torsade-de-Pointes-Tachykardien, supraventrikuläre Tachykardien sowie erhöhte Vulnerabilität gegenüber dem Herzglykosid Digoxin. Darüber hinaus wird ein Magnesiummangel in Verbindung gebracht mit einer zunehmenden Kohlenhydratintoleranz sowie Insulinresistenz und beim metabolischem Syndrom. Daher sollte in der klinischen Praxis nach einer Hypomagnesiämie gesucht und diese angemessen behandelt werden, insbesondere wenn der Magnesiummangel und/oder erhöhte Bedarf durch Arzneimittel ausgelöst wird.

Arzneimittel und Magnesium

Magnesium und Arzneimittel benutzen im menschlichen Organismus bei der Absorption, Metabolisierung und Elimination die gleichen Transport- und Stoffwechselwege. Werden ein oder mehrere Arzneimittel eingenommen, besteht daher immer das Risiko für Interaktionen mit dem Stoffwechsel von Magnesium [1–4].

Text: Uwe Gröber, Ergänzungen: Klaus Kisters

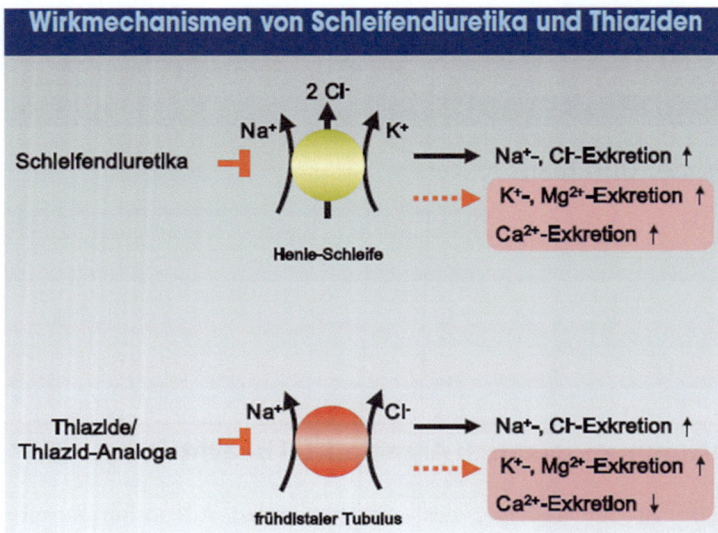

Abb. 1 Magnesium und Diuretika. Eigenes Bild

Dadurch kann sowohl die Wirkung eines Arzneimittels (z. B. Tetracyclin: Komplexierung) als auch die physiologische Funktion des Mineralstoffs (z. B. Hydrochlorothiazid: renaler Magnesiumverlust) gestört werden [5] (Abb. 1). Im Hinblick auf die Häufigkeit und die stetig wachsende Anzahl von Arzneimitteln sollten vor allem die negativen Auswirkungen der Pharmakotherapie auf den Magnesiumhaushalt stärker als bisher beachtet und durch gezielte Intervention die potenziellen gesundheitlichen Risiken für den Patienten verringert werden [6, 7, 8].

Fazit

Arzneimittelinteraktionen mit dem Elektrolyt Magnesium sind häufig. Unter Therapie mit Hemmstoffen des Renin-Angiotensin-Systems sind leichte Anstiege der Serum-Magnesiumkonzentrationen beschrieben worden. In den meisten Fällen sind Medikamente doch eher Magnesiumräuber. Bestimmte Stoffklassen, z. B. Protonenpumpeninhibitoren, können sogar zu schweren lebensbedrohlichen Magnesiummangelzuständen führen. Besonders bei der Einnahme verschiedener Medikamente muss häufig der additive Effekt auf Magnesiumverluste beachtet werden.

Einflussfaktoren

Die Magnesiumkonzentration im Blut wird reguliert durch ein dynamisches Gleichgewicht, bei dem drei Organe eine zentrale Rolle spielen: der Darm (→ Magnesiumabsorption), der Knochen (→ Magnesiumspeicher) und die Nieren (→

Einflussfaktoren

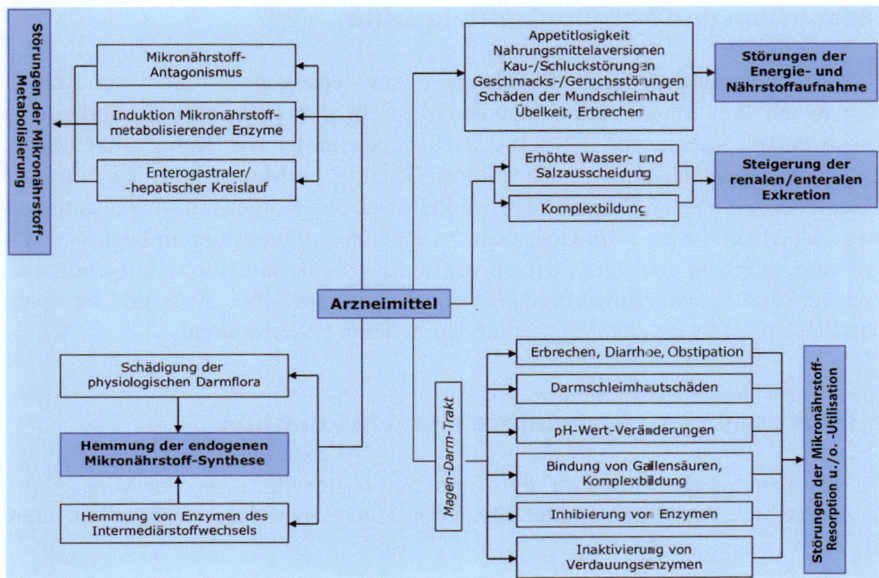

Abb. 2 Arzneimittelwirkungen und Nebenwirkungen

renaler Transport und Exkretion). Der Magnesiumspiegel im Serum nimmt erst nach Erschöpfung des Skelettspeichers ab. Interaktionen von Arzneimitteln mit der Magnesiumhomöostase können durch eine Vielzahl von Faktoren beeinflusst werden. Zu den wichtigsten in der medizinischen Praxis zählen: Alter, Lebensstil (z. B. Ernährung, Alkohol), pH-Wert und genetische Defekte magnesiumtransportierender Proteine (z. B. TRPM6). Eine verringerte Serumkonzentration an Magnesium (< 0,85 mmol/l) ist ein zuverlässiger Indikator für eine unzureichende alimentäre Versorgung. Klinische Symptome eines Magnesiummangels können jedoch bereits auftreten, bevor der Serumspiegel gesunken ist. Ein Magnesiummangel wird daher in der klinischen Praxis vor allem durch klinische Symptome (z. B. neuromuskuläre Übererregbarkeit, Vitamin-D-Mangel, Herzrhythmusstörungen, Kopfschmerzen) diagnostiziert. Darüber hinaus muss das Risiko eines Magnesiummangels aufgrund unzureichender Zufuhr oder durch erhöhte arzneimittelbedingte Verluste berücksichtigt werden (Abb. 2).

Fazit

Der Lebensstil beeinflusst die medikamentöse Therapie und den Magnesiumhaushalt. Alkohol stellt hierbei eine große Noxe dar.

Magnesium und Nahrungsmittelqualität

Falsche Ernährungsgewohnheiten können den negativen Einfluss von Arzneimitteln auf den Magnesiumstatus verstärken. In den USA und Großbritannien haben beispielsweise von 1914 bis 2018 Lebensmittel wie Kohl, grüner Salat, Tomaten und Spinat etwa 80–90 % ihres Gehaltes an Magnesium, Kalzium und Eisen verloren. Das wichtigste Lebensmittel, was den Körper mit Magnesium versorgt, ist Mineralwasser. Im Gegensatz zu anderen Nahrungsmitteln liegt hier Magnesium bereits in gelöstem Zustand vor und wird gut vom Körper aufgenommen und verwertet. Seine Bioverfügbarkeit liegt mindestens bei 50 % und ist damit deutlich besser als die von Magnesium aus anderen Lebensmitteln.

Interaktionen von Arzneimitteln und Magnesium

Zu den Hauptmechanismen für arzneimittelinduzierte Störungen des Magnesiumhaushalts bzw. einer arzneimittelinduzierten Hypomagnesiämie zählen vor allem (Tab. 1):

1. gesteigerter renaler Verlust,
2. Verteilungsstörungen,
3. gastrointestinale Magnesiumverluste,
4. verschiedene Mechanismen.

Die passive, parazelluläre Magnesiumabsorption macht etwa 80 % der intestinalen Aufnahme aus. Ein kleinerer, aber wichtiger Anteil der intestinalen Magnesiumaufnahme erfolgt dagegen aktiv über den parazellulären Transport via Melastatin-Kanäle TRPM6 and TRPM7. Arzneimittel, die vor allem mit dem aktiven Magnesiumtransport interferieren können, sind Protonenpumpenhemmer (PPI) wie Omeprazol oder Pantoprazol [1, 2, 9, 10].

Eine aktuelle Metaanalyse von 16 Beobachtungsstudien mit über 131.000 Probanden zeigt, dass die Einnahme von PPI signifikant mit einer Hypomagnesiämie assoziiert ist – mit einer gepoolten unbereinigten Odds Ratio (OR) von 1,83 (p=0,002) und einer gepoolten bereinigten OR von 1,71 (p<0,001). Interessanterweise war dabei die hochdosierte PPI-Einnahme mit einem höheren Risiko für eine Hypomagnesiämie (< 0,76 mmol/l) im Vergleich zu einer niedrig dosierten PPI-Einnahme (gepoolte bereinigte OR 2,13 (p=0,005) verbunden [9, 10].

In den letzten 10 Jahren haben genetische Untersuchungen im Rahmen von humanen Erkrankungen dazu beigetragen, dass verschiedene Magnesium-Transportproteine identifiziert wurden, wie die ubiquitär vorkommenden Transient Receptor Potential Melastatin Typ 7 (TRPM7) oder Solute Carrier Family 41 Member 1 (SLC41A1) sowie die gewebespezifischen Transient Receptor Potential Melastatin Typ 6 (TRPM6 → Niere, Kolon) oder Solute Carrier Family 41 Member 3 (SLC41A3 → Mitochondrien).

Tab. 1 Die wichtigsten Mechanismen über die Arzneimittel mit dem Magnesium-Haushalt interferieren

Arzneimittel	Beispiel	Mechanismus/Effekt
1. Renaler Mg-Verlust		
Antimikrobielle Arzneimittel		
	Aminoglykoside (z. B. Amikacin, Gentamycin, Tobramycin)	Reduzierte parazelluläre Reabsorption von Mg, erhöhter renaler Mg-Verlust, sekundärer Hyperaldosteronismus
	Polyen-Antimykotika (z. B. Amphotericin B)	Nephrotoxizität, erhöhter renaler Mg-Verlust
	Antiviral wirksame Arzneistoffe (z. B. Foscarnet)	Komplexierung von Mg-Nephrotoxizität, erhöhter renaler Mg-Verlust
	Antiprotozoenmittel (z. B. Pentamidin)	Erhöhter renaler Mg-Verlust
Antineoplastika	Alkylanzien (z. B. Cisplatin, Carboplatin)	Nephrotoxizität, Cisplatin akkumuliert im renalen Kortex, erhöhter renaler Mg-Verlust, verringerte TRPM6-Expression (?)
	EGFR-/Tyrosinkinase-Inhibitoren (z. B. Cetuximab, Panimtumab)	Erhöhter renaler Mg-Verlust, verringerte TRPM6-Aktivität
Immunsuppressiva	mTOR-Kinase-Inhibitoren (z. B. Rapamycin/Sirolimus)	Reduzierte parazelluläre Reabsorption von Mg, renales Mg-Wasting
	Calcineurin-Inhibitoren (z. B. Cyclosporin, Tacrolimus)	Reduzierte TRPM6-Expression (distal), erhöhter renaler Mg-Verlust
Diuretika	Thiaziddiuretika (z. B. HCT)	Reduzierte TRPM6-Expression (distal), erhöhter renaler Mg-Verlust, sekundärer Hyperaldosteronismus
	Scheifendiuretika (z. B. Furosemid)	Reduzierte parazelluläre Reabsorption (dicker aufsteigender Teil der Henle-Schleife), erhöhter renaler Mg-Verlust, sekundärer Hyperaldosteronismus
Herzglykoside	Digoxin	Reduzierte renal tubuläre Reabsorption, erhöhte renale Exkretion von Mg
Beta-2-Sympathomimetika	Bronchodilatatoren (z. B. Salbutamol, Fenoterol, Terbutalin)	Verteilungsstörung: Mg-Shift in die Zellen; erhöhter renaler Mg-Verlust, metabolische Störungen
	Xanthin-Derivate (z. B. Theophyllin)	Erhöhter renaler Mg-Verlust, metabolische Störungen

(Fortsetzung)

Tab. 1 (Fortsetzung)

Arzneimittel	Beispiel	Mechanismus/Effekt
2. Verteilungsstörung		
Antidiabetika	Insuline (auch Insulinmimetika), Sulfonylharnstoffe, Metformin	Interaktion mit Na^+/Mg^{2+}-Austauscher SLC41A1, Interaktion mit TRPM6, erhöhter renaler Mg-Verlust
	Korrektur der metabolischen Azidose mit Alkali-Therapie	Umverteilung von Mg
3. Gastrointestinaler Mg-Verlust		
	Antazida (z. B. PPI wie Esomeprazol)	Reduzierte TRPM6/7-Aktivität
	Antazida (z. B. PPI wie Omeprazol, Pantoprazol)	Reduzierte TRPM6/7-Aktivität
4. Verschiedene Mechanismen		
	Kationenaustauscher (z. B. Patiromer)	Bindung von Mg-Ionen
	Rekombinantes Parathormon-Fragment (z. B. Teriparatid)	Erhöhter renaler Mg-Verlust (?)
	Bisphosphonate (z. B. Pamidronat)	Verschlechterung der Nierenfunktion, erhöhter renaler Mg-Verlust
	RANK-Ligand-Inhibitoren (z. B. Denosumab)	Erhöhter renaler Mg-Verlust (?)

Patiromer ist ein nicht resorbierbares kaliumbindendes Kationen-Austauschpolymer, das einen Kalzium-Sorbitol-Komplex als Gegenion enthält. Patiromer erhöht die fäkale Kaliumausscheidung durch die Bindung von Kalium im Lumen des Gastrointestinaltraktes und ist für die Therapie einer Hyperkaliämie bei Erwachsenen zugelassen. Eine Metaanalyse von klinischen Phase-II- und Phase-III-Studien zeigt, dass Hypomagnesiämie bei bis zu 7 % der mit Patiromer behandelten Patienten auftreten kann, was unterstreicht, dass Patiromer nicht vollständig selektiv für das Kaliumionen ist [11].

Die Einnahme von Teriparatid, einer rekombinanten Form von Parathormon (PTH), welches zur Behandlung der Osteoporose eingesetzt wird, zeigte in einer retrospektiven Studie, dass unter Teriparatid die kumulative Inzidenz einer Hypomagnesiämie bei etwa 36 % liegt.

Zum Abschluss noch ein positives Beispiel dafür, dass auch die pharmakologische Wirksamkeit von Arzneimitteln durch Magnesium unterstützt wird, beide sozusagen synergistisch wirken. Magnesium hat komplementäre und parallele Wirkungen zu denen der Cholesterinsenker vom Statintyp. Beide hemmen das

Enzym HMG-CoA-Reduktase, das für die Umwandlung von HMG-CoA in Mevalonat, den ersten Schritt bei der Herstellung von Cholesterin, verantwortlich ist. Magnesium aktiviert eine Desaturase, die Omega-3- und -6-Fettsäuren in Prostaglandine umwandelt, und kann zudem die Lecithin-Cholesterin-Acyl-Transferase aktivieren, was den Triglycerid- und LDL-Spiegel senkt und den HDL-Spiegel erhöht. Ähnlich wie die Statine hat Magnesium große Bedeutung für die kardiovaskuläre, metabolische und allgemeine Gesundheit. Auch der Myopathierate durch Statine kann Magnesium entgegenwirken, was wiederum die Compliance und Lebensqualität der Patienten verbessern kann. Daher sollte man als Arzt und Apotheker immer an die arzneimittelorientierte Supplementierung bzw. Beratung zu Magnesium denken (Tab. 1).

Fazit

Jede medikamentöse Therapie muss auf ihre Notwendigkeit überprüft werden. Viele Medikamentenstoffklassen sind Magnesiumräuber. Besonders bei länger anhaltender Medikamentengabe, die zu Magnesiumverlusten führt, ist ein Magnesiummonitoring und eine Magnesiumsupplementierung erforderlich.

Literatur

1. Gröber U (2019) Magnesium and Drugs. Int J Mol Sci 20(9):2094
2. Gröber U, Schmidt J, Kisters K (2020) Important drug-micronutrient interactions: a selection for clinical practice. Crit Rev Food Sci Nutr 60(2):257–275
3. Gröber U (2018) Arzneimittel und Mikronährstoffe – Medikationsorientierte Supplementierung. 4., aktualisierte Auflage, 540 S., Verlagsgesellschaft, Wissenschaftliche Stuttgart, 2018
4. Gröber U, Kisters K (2022) Arzneimittel als Mikronährstoff-Räuber. 3., aktualisierte und erweiterte Auflage, 284 S., Wissenschaftliche Verlagsgesellschaft, Stuttgart, 2022
5. Kisters K, Gröber U (2018) Magnesium and thiazide diuretics. Magnes Res; (4):143–145
6. Kisters K, Kühne S, Gröber U (2023) Magnesiummangel unter einer Therapie mit Cyclophosphamid – Medikamenteninteraktion. Zs f Orthomol 21(1):13–15
7. Gröber U, Sprenger J, Kisters K (2017) Patientenbeispiel: schwere Hypomagnesiämie durch Venlafaxin. Zs f Orthomol 15(4):28–29
8. Gröber U, Schmidt J, Kisters K (2015) Magnesium in prevention and therapy. Nutrients 7:8199–8226
9. Srinutta T, Chewcharat A, Takkavatalam K et al (2019) Proton pump inhibitors and hypomagnesemia: a meta-analysis of observational studies. Medicine (Baltimore) 98(44):e17788
10. Kisters K, Gröber U, Gremmler B, Tokmak F (2017) Loss of ionized magnesium under therapy with proton pump inhibitors. Trace Elem Electrolyt 34(1):40–41
11. Meaney CJ, Beccari MV, Yang Y, Zhao J (2017) Systematic review and meta-analysis of patiromer and sodium zirconium cyclosilicate: a new armamentarium for the treatment of hyperkalemia. Pharmacotherapy 7(4):401–411

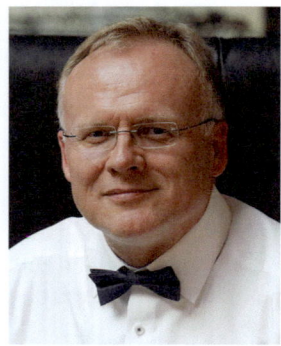

Uwe Gröber ist Apotheker, Leiter der Akademie für Mikronährstoffmedizin in Essen und Autor zahlreicher Publikationen, Fachbücher und Buchbeiträge. Zu seinen Spezialgebieten zählen Pharmakologie, Mikronährstoffmedizin, Wechselwirkungen zwischen Arzneimitteln und Mikronärstoffen, Metabolic Tuning, Ernährungs-, Sport- und Präventivmedizin sowie komplementäre Verfahren in der Diabetologie und Onkologie (z.B. Tumoranämie). Er ist aktives Mitglied der Prävention und integrative Onkologie (PRIO) der deutschen Krebsgesellschaft (DKG). Des Weiteren ist er im Editorial Board der Zeitschrift für orthomolekulare Medizin und Trace Elements and Electrolytes.

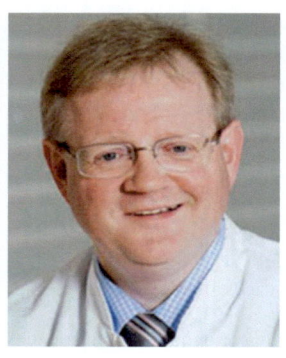

Prof. Dr. med. Klaus Kisters ist stellvertretender Leiter am Operasan Medizinischen Versorgungszentrum Praxisklinik und Dialysezentrum Herne. Seit 2001 ist er Professor an der Universität Münster. Von 2000 bis 2022 war er Chefarzt der Allgemeinen Inneren Abteilung des St. Anna Hospitals in Herne, Akademisches Lehrkrankenhaus der Ruhr Universität Bochum. Er ist Editor der medizinischen Zeitschrift Trace Elements and Electrolytes, Mitglied im Editorial Board der medizinischen Zeitschriften Nieren- und Hochdruckkrankheiten, Zeitschrift für Orthomolekulare Medizin, Magnesium Research und früher Clinical Nephrology und Magnesium Bulletin. Er ist Vizepräsident der Gesellschaft für Magnesium Forschung und Vizepräsident der Gesellschaft für Biofaktoren, sowie Kommissionsmitglied der Sektion Nicht-Medikamentöse Therapie der Deutschen Hochdruckliga. Zu seinen Tätigkeitsschwerpunkten zählen u. a. Innere Medizin, Nephrologie, Ernährungsmedizin, Intensivmedizin, Transplantationsmedizin, Labormedizin und Hämotherapie, sowie klinische Geriatrie und Hygiene. Seine zahlreichen wissenschaftlichen Forschungsarbeiten, v.a. zu Magnesium, sind bereits in über 160 Publikationen in der US National Library of Medicine dokumentiert. Zahlreiche Bücher und Buchbeiträge sowie ca. 350 deutschsprachige Publikationen sind von Ihm verfasst worden. Er ist Mitarbeiter der Akademie für Mikronährstoffmedizin in Essen. Wissenschaftliche Preise für seine Publikationen (nominiert für den Pfizer Award, Fritz Wörwag

Award, Förderpreis der Gesellschaft für Magnesiumforschung, Vortrags- und Posterpreise der Deutschen Hochdruckliga, der Rheinisch Westfälischen Gesellschaft für Innere Medizin und der Rostocker Gespräche über kardiovaskuläre Funktion und Hypertonie, Gesellschaft für Nephrologie, Gesellschaft für Magnesiumforschung, Trace Award) hat er ebenfalls erhalten.

Magnesium-Referenzwerte

Klaus Kisters und Oliver Micke

Begrenzte Aussagekraft des Serummagnesiums

Ein einfacher, schneller und verlässlicher Laborparameter für den Magnesiumstatus steht derzeit nicht zur Verfügung [1]. Funktionelle Biomarker (wie z. B. Ferritin für den Eisenstatus) existieren für Magnesium bisher nicht [2].

Das standardmäßig gemessene Serummagnesium besitzt jedoch nur eine begrenzte Aussagekraft. Die Magnesiumkonzentration im Serum kann durch Verminderung der renalen Ausscheidung und Freisetzung von Magnesium aus Geweben (insbesondere Muskulatur und Knochen) lange Zeit aufrechterhalten werden. Erst wenn die Magnesiumspeicher erschöpft sind, d. h. bei fortgeschrittenem Mangel, sinkt das Serummagnesium ab. Zudem befindet sich nur ca. 1 % des gesamten Körpermagnesiums im Serum [2, 3]. Es existiert jedoch keine Korrelation zwischen Serum-Magnesiumkonzentrationen und intrazellulären Magnesiumkonzentrationen.

Unter den bei Blutabnahmen häufig vorliegenden Stressbedingungen kann es zu einer sehr schnellen Freisetzung von Magnesium aus intrazellulären Speichern kommen, die zu einer Erhöhung des Serummagnesiums führen und einen Magnesiummangel maskieren können.

Somit ist ein Serum-Magnesiumwert unterhalb des Referenzbereichs (Hypomagnesiämie) zwar fast immer beweisend für einen Magnesiummangel, im Referenzbereich liegende Werte schließen einen (zellulären) Mangel jedoch nicht aus [1–4].

Im Fall, dass eine Hypalbuminämie vorliegt, kann eine Hypomagnesiämie ohne echten Magnesiummangel vorliegen (Pseudohypomagnesiämie) [2, 5].

Ein chronisch latenter Magnesiummangel, der bei Betrachtung nur des Serummagnesiums oft übersehen wird, ist aber bereits häufig mit erhöhten Krankheitsrisiken assoziiert [4, 6]. Anhand des Serummagnesiums nicht erkennbare Magnesiummangelzustände lassen sich dennoch mit dem sensitiven Magnesiumretentionstest identifizieren [2]. In der klinischen Praxis ist ein normales Serummagnesium insofern mit Vorsicht zu interpretieren bzw. sollte mit einem

Warnhinweis versehen werden, dass ein Mangel nicht sicher ausgeschlossen ist [7]. Die geringe Sensitivität des Serummagnesiums dürfte jedoch noch wenig bekannt sein. Üblicherweise finden in der Beurteilung von Laborbefunden nur Werte außerhalb der angegebenen Referenzbereiche Beachtung [7]. Zu bedenken ist auch, dass zum Zeitpunkt der labordiagnostischen Diagnose einer Hypomagnesiämie der Magnesiummangel bereits weit fortgeschritten sein kann [2]. Andere Laborparameter mit stärkerer Aussagekraft als das Serummagnesium stehen aufgrund des hohen Aufwands in der Routinediagnostik nicht zur Verfügung (z. B. Magnesium-Retentionstest, Magnesium in Lymphozyten oder Muskel, ionisiertes Magnesium im Serum) [4]. Auch die Magnesiumkonzentrationsmessung in Eythrozyten wird als valider Parameter kritisch gesehen [3].

> **Fazit**
>
> Das Serummagnesium hat häufig nur eine begrenzte Aussagekraft. Es ist aber immer noch aus Praktikabilitätsgründen der Standardparameter in der Labormedizin.

Referenzbereiche des Serummagnesiums

Lange Zeit existierten keine einheitlichen Referenzbereiche für das Serummagnesium. In Diskussion steht in erster Linie der untere Grenzwert. International wird häufig ein Referenzbereich von 0,75–0,95 mmol/l (1,82–2,31 mg/dl) angegeben [6, 8]. Es finden sich aber auch Referenzbereiche mit deutlich niedrigeren unteren Grenzwerten, z. B. 0,70–1,10 mmol/l, 0,70–1,00 mmol/l oder 0,66–1,07 mmol/l in Leistungsverzeichnissen von Laboren [9, 10].

Der vor mehr als 40 Jahren abgeleitete Referenzbereich von 0,75–0,95 mmol/l stellt die Verteilung der Serum-Magnesiumwerte in der NHANES-Studie (USA, n = 15.820) mit einer (augenscheinlich) gesunden Durchschnittspopulation im Alter von 1–74 Jahren dar [11]. Dieser Referenzbereich steht somit nicht in Zusammenhang mit dem Risiko von Erkrankungen, gibt also keine Auskunft darüber, welches Serummagnesium aus gesundheitlicher Sicht sinnvoll wäre [4]. Ein US-amerikanisches Expertengremium fordert deshalb einen Referenzbereich, der einen optimalen Gesundheitsstatus erwarten lässt. Epidemiologische Daten lassen vermuten, dass das Risiko für eine Reihe von Erkrankungen mit fallendem Serummagnesium ansteigt, und zwar noch innerhalb des Referenzbereichs von 0,75–0,95 mmol/l [4]. Mitarbeiter der Gesellschaft für Magnesium-Forschung e. V. hatte bereits im Jahr 2000 vorgeschlagen, aus präventiver Sicht einen unteren Grenzwert von mindestens 0,80 mmol/l anzustreben [12]. Aktuelle Daten sprechen dafür, dass auch bei Werten von weniger als 0,75–0,85 mmol/l mit einem erhöhten Risiko für Herz-Kreislauf-Erkrankungen, Typ-2-Diabetes und Mortalität an diesen Erkrankungen zu rechnen ist [12, 13]. International wird deshalb neuerdings ein unterer Grenzwert von 0,85 mmol/l gefordert [14]. Dieser Forderung schließen sich die Autoren dieser Arbeit an: Als Zielwert sollte ein unterer Serum-Magnesiumspiegel von 0,85 mmol/l angestrebt werden. Diese Anpassung des Referenzbereichs an die wissenschaftliche Datenlage könnte erheblich zu einer verbesserten Gesundheit beitragen.

Unterstützt wird der untere Grenzwert von 0,85 mmol/l durch Bilanz- und Stoffwechselstudien, denen zufolge auch in einem Bereich von 0,75–0,85 mmol/l mit Magnesiummangelzuständen gerechnet werden muss [15]. In diesen Untersuchungen kam es selbst bei einer deutlich eingeschränkten Magnesiumzufuhr über die Nahrung nicht zu einem auffälligen Abfall des Serummagnesiums unterhalb des Referenzbereichs. Dennoch entwickelten die Probanden relevante pathophysiologische Veränderungen (z. B. Herzrhythmusstörungen, gestörte Glukosetoleranz), die auf eine Magnesiumsupplementierung positiv reagierten [6, 8]. Als obere Grenze des Serummagnesiums wird häufig ein Wert von 1,00 oder 1,20 mmol/l angegeben [12]. Aus den epidemiologischen Studien, die aus gesundheitlicher Sicht für eine Anhebung des unteren Grenzwerts sprechen, lässt sich kein oberer Grenzwert ableiten, der aus Vorsichtsgründen nicht überschritten werden sollte. Aufgrund der hohen renalen Ausscheidungskapazität für Magnesium sind Hypermagnesiämien (im Gegensatz zur Hypomagnesiämie) selten und meist Folge einer schweren Niereninsuffizienz und/oder exzessiver Magnesiumzufuhr, meistens durch i.v. Magnesiumgaben.

Eine Hypermagnesiämie bleibt bis zu einem Serummagnesium von 2,00 mmol/l in den allermeisten Fällen asymptomatisch [12, 16]. Bei niereninsuffizienten Patienten sind leichte Hypermagnesiämien sogar mit einem Überlebensvorteil verbunden [17]. Insgesamt stellt sich somit die Frage, ob der bisherige obere Grenzwert des Serummagnesiums klinische Relevanz besitzt oder sinnvollerweise moderat angehoben werden sollte.

Fazit

Der untere Grenzwert des Normalbereichs für das Serummagnesium wird aktuell international mit 0,85 mmol/l angeben. Der obere Grenzwert für das Serummagnesium ist nicht einheitlich, wird meistens aber mit 1,2 mmol/l aufgeführt.

Trotz eines normalen Serum-Magnesiumwertes kann ein Magnesiummangel mit klinischen Symptomen vorliegen.

Laboranalytik der Magnesiumbestimmung

In der Analytik zur Magnesiumbestimmung wird als Probenmaterial Serum gegenüber Plasma bevorzugt, da Antikoagulanzien mit Magnesium kontaminiert sein oder die Analytik beeinflussen können [13]. Analysemethode der Wahl ist die Atomabsorptionsspektrometrie. Photometrische Methoden sind auch gebräuchlich [1, 13]. Die Werte für Magnesium werden in mmol/l oder mg/dl angegeben (Umrechnung: mmol/l = mg/dl × 0,4114). Cave: Hämolyse kann zu falsch-hohen

Werten führen und stellt eine mögliche Fehlerquelle dar [2]. Die Kosten zur Bestimmung des Serummagnesiums gemäß Gebührenordnung für Labormedizin sind mit ca. 2,30 € im Jahr 2024 eher niedrig.

> **Fazit**
>
> Die Kosten einer Serum-Magnesiummessung sind eher niedrig.

Literatur

1. Costello RB, Nielsen F (2017) Interpreting magnesium status to enhance clinical care: key indicators. Curr Opin Clin Nutr Metab Care 20:504–511
2. Arnaud MJ (2008) Update on the assessment of magnesium status. Br J Nutr 99:S24–S36
3. Workinger JL, Doyle RP, Bortz J (2018) Challenges in the diagnosis of magnesium status. Nutrients 10:1202
4. Elin RJ (2010) Assessment of magnesium status for diagnosis and therapy. Magnes Res 23:194–198
5. Spätling L, Classen HG, Külpmann WR, Manz F, Rob PM, Schimatschek HF (2000) Diagnostik des Magnesiummangels. Aktuelle Empfehlungen der Gesellschaft für Magnesium-Forschung e. V. Fortschr Med 118:49–53
6. Nielsen FH, Johnson LAK (2017) Data from controlled metabolic ward studies provide guidance fort he determination of status indicators and dietary requirements for magnesium. Biol Trace Elem Res 177:43–52
7. Ismail Y, Ismail AA, Ismail AA (2010) The underestimated problem of using serum magnesium measurements to exclude magnesium deficiency in adults; a health warning is needed for „normal" results. Clin Chem Lab Med 48:323–327
8. Nielsen FH (2016) Guidance for the determination of status indicators and dietary requirements for magnesium. Magnes Res 29:154–160
9. Amedes Holding GmbH (2020) https://www.amedes-group.com/fuer-aerzte/labore/analysenverzeichnis.htm
10. Labor Enders (2020) https://www.labor-enders.de/analysenverzeichnis
11. Lowenstein FW, Stanton MF (1986) Serum magnesium levels in the United States. Am J Coll Nutr 5:399–414
12. Kisters K, Schäfer R, Kosch M (2000) Importance of an intact magnesium balance. Urologe A 39:64–70
13. Reddy ST, Soman SS, Yee J (2018) Magnesium balance and measurement. Adv Chronic Kidney Dis 25:224–229
14. Rosanoff A, West C, Elin R, Micke O, von Ehrlich B, Kisters K, Kraus A, Touyz R, Wolf F (2022) Recommendation on an updated standardization of serum magnesium reference ranges. Eur J Nutr 61:3697–3706
15. Micke O, Vormann J, Kraus A, Büntzel J, Kisters K (2022) Empfehlungen für einen einheitlichen und evidenzbasierten Referenzbereich für Serummagnesium. Nieren-Hochdruckkrkh 11:459–464
16. Ayuk J, Gittoes NJ (2014) Contemporary view of the clinical relevance of magnesium homeostasis. Ann Clin Biochem 51:179–218
17. Xiong J, He T, Wang M, Nie L, Zhang Y, Wang Y, Huang Y, Feng B, Zhang J, Zhao J (2019) Serum magnesium, mortality, and cardiovascular disease in chronic kidney disease and end-stage renal disease patients: a systematic review and meta-analysis. J Nephrol 32:791–802

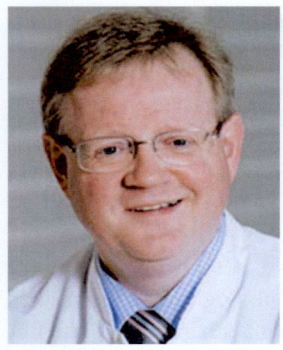

Prof. Dr. med. Klaus Kisters ist stellvertretender Leiter am Operasan Medizinischen Versorgungszentrum Praxisklinik und Dialysezentrum Herne. Seit 2001 ist er Professor an der Universität Münster. Von 2000 bis 2022 war er Chefarzt der Allgemeinen Inneren Abteilung des St. Anna Hospitals in Herne, Akademisches Lehrkrankenhaus der Ruhr Universität Bochum. Er ist Editor der medizinischen Zeitschrift Trace Elements and Electrolytes, Mitglied im Editorial Board der medizinischen Zeitschriften Nieren- und Hochdruckkrankheiten, Zeitschrift für Orthomolekulare Medizin, Magnesium Research und früher Clinical Nephrology und Magnesium Bulletin. Er ist Vizepräsident der Gesellschaft für Magnesium Forschung und Vizepräsident der Gesellschaft für Biofaktoren, sowie Kommissionsmitglied der Sektion Nicht-Medikamentöse Therapie der Deutschen Hochdruckliga. Zu seinen Tätigkeitsschwerpunkten zählen u. a. Innere Medizin, Nephrologie, Ernährungsmedizin, Intensivmedizin, Transplantationsmedizin, Labormedizin und Hämotherapie sowie klinische Geriatrie und Hygiene. Seine zahlreichen wissenschaftlichen Forschungsarbeiten, v. a. zu Magnesium, sind bereits in über 160 Publikationen in der US National Library of Medicine dokumentiert. Zahlreiche Bücher und Buchbeiträge sowie ca. 350 deutschsprachige Publikationen sind von Ihm verfasst worden. Er ist Mitarbeiter der Akademie für Mikronährstoffmedizin in Essen. Wissenschaftliche Preise für seine Publikationen (nominiert für den Pfizer Award, Fritz Wörwag Award, Förderpreis der Gesellschaft für Magnesiumforschung, Vortrags- und Posterpreise der Deutschen Hochdruckliga, der Rheinisch Westfälischen Gesellschaft für Innere Medizin und der Rostocker Gespräche über kardiovaskuläre Funktion und Hypertonie, Gesellschaft für Nephrologie, Gesellschaft für Magnesiumforschung, Trace Award) hat er ebenfalls erhalten.

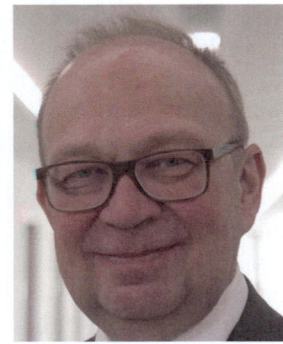

Prof. Dr. med. Oliver Micke Jahrgang 1967, studierte Medizin an der Westfälischen Wilhelms-Universität. Er machte dann seine Ausbildung und arbeitete als Oberarzt an der dortigen Klinik und Poliklinik für Strahlentherapie – Radioonkologie unter der Leitung von Prof. Willich. Dort habilitierte er auch im Fach Strahlentherapie und wurde zum außerplanmäßigen Professor ernannt.

Seit 2006 ist Prof. Micke Chefarzt der Klinik für Strahlentherapie und Radioonkologie am Franziskus Hospital in Bielefeld, Lehrkrankenhaus der Medizinischen Hochschule Hannover, und ärztlicher Direktor des Franziskus Hospitals.

Seine wissenschaftlichen Schwerpunkte sind die Geschichte der Radioonkologie, Strahlentherapie bei gutartigen Erkrankungen, komplementäre und alternative Medizin, Spurenelemente und Elektrolyte, darunter insbesondere Magnesium.

Er ist Präsident der Deutschen Gesellschaft für Magnesium-Forschung und Vorsitzender des Arbeitskreises "Trace Elements and Electrolytes" (AKTE).

Prof. Micke ist Associate Editor des Journals "Trace Elements and Electrolytes".

Er ist Autor von mehr als 300 Publikationen in Lehrbüchern und wissenschaftlichen Journalen und wird regelmäßig als Sprecher auf nationale und internationale Kongresse eingeladen.

Klinik der Hypermagnesiämie

Klaus Kisters und Oliver Micke

Einleitung

Unter Hypermagnesiämie wird eine Zunahme der Magnesiumkonzentration im Serum über den oberen Normalwert von 1,2 mmol/l verstanden.

In der folgenden Übersicht sind die Ursachen einer Hypermagnesiämie zusammengefasst. Im Vergleich zur Hypomagnesiämie sind Erkrankungen oder Medikamenteninteraktionen, die mit einer Hypermagnesiämie einhergehen, jedoch eher seltener [1–4].

> **Ursachen einer Hypermagnesiämie**
>
> 1. Akute und chronische Niereninsuffizienz
> 2. Hypothyreose
> 3. Medikamenteninteraktionen (Antazida, Hemmstoffe der Renin-Angiotensin-Aldosteron-Systems, kaliumsparende Diuretika)
> 4. Hypokalzämie
> 5. Dehydratation
> 6. Erhöhte Magnesiumsupplementation bei fortgeschrittener Niereninsuffizienz

Ursachen der Hypermagnesiämie

Niereninsuffizienz

Bei intakter Nierenfunktion sind Hypermagnesiämien äußerst selten, bei akuter und chronischer Niereninsuffizienz ab Stadium IV steigt jedoch die Magnesiumkonzentration kontinuierlich an. In der polyurischen Phase der chronischen

Niereninsuffizienz ebenso wie nach einem Nierenversagen können dagegen gelegentlich sogar Hypomagnesiämien auftreten.

Aufgrund der Tatsache, dass die Magnesiumkonzentrationen bei Niereninsuffizienz ansteigen, sind Magnesiumgaben bei akuter oder chronischer Niereninsuffizienz im fortgeschrittenen Stadium kontraindiziert. Wenn eine Niereninsuffizienz besteht, so kann eine Magnesiumintoxikation bereits durch Magnesiumdosen verursacht werden, die bei intakter Nierenfunktion ohne Weiteres toleriert werden. Abb. 1 zeigt die zentrale Rolle der Niere im Stoffwechsel von Magnesium. Die Niere reguliert das im Blut zirkulierende Magnesium. Der Magnesiumtransport in der Niere wird auch durch die bekannten TRPM6- und besonders TRPM7-Kanäle reguliert. TRPM7 ist ein bifunktionales Protein, das eine TRP-Ionenkanal-Domäne, gekoppelt an eine Alpha-Kinase-Domäne, aufweist. TRPM7 ist essenziell für Zellproliferation und -wachstum. Die Funktion der TRPM6- und -7-Kanale bezüglich Magnesium ist Vitamin-D-abhängig [1–5].

Iatrogene Hypermagnesiämie

In der folgenden Übersicht sind die Ursachen der medikamentös verursachten Hypermagnesiämien zusammengestellt. Magnesium ist neben Aluminium in den meisten Antazida enthalten. Des Weiteren findet man Magnesium in Sedativa und Laxanzien. Bei normaler Nierenfunktion führen diese Medikamente nicht zu einem wesentlichen Anstieg der Magnesiumkonzentration im Plasma.

Bei chronischer Niereninsuffizienz steigen jedoch auch bei normaler Dosierung die Magnesiumkonzentrationen im Plasma an.

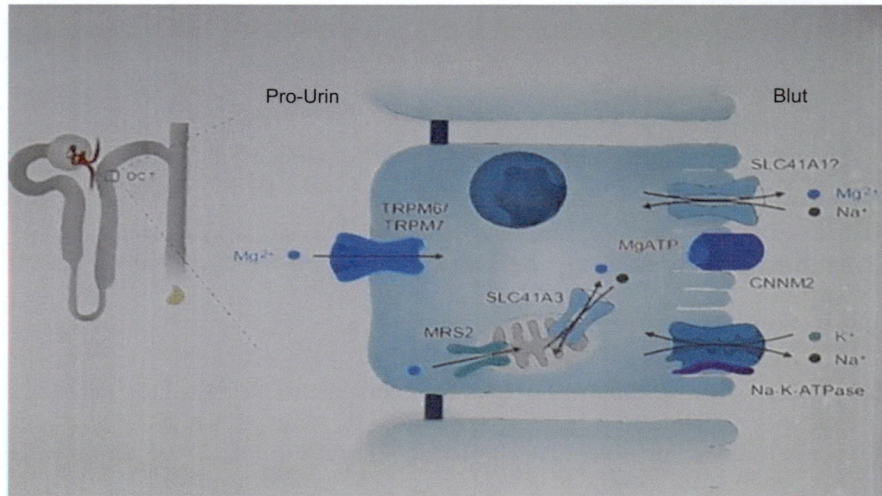

Abb. 1 Bedeutung des TRPM7-Kanals für die Regulation der Magnesiumhomöostase

> **Medikamentös bedingte Hypermagnesiämie**
> 1. Magnesiumhaltige Medikamente (Antazida, Sedativa etc.)
> 2. Kalium-/magnesiumsparende Diuretika
> 3. Hemmstoffe des Renin-Angiotensin-Aldosteron Systems (ACE-Hemmer, Sartane)
> 4. Medikamentös bedingte Hypokalzämie

Medikamentös bedingte Hypermagnesiämie
(vornehmlich bei Niereninsuffizienz)

Während Thiazide und Schleifendiuretika zu Hypokaliämie und Hypomagnesiämie führen können, findet sich bei kalium-/magnesiumsparenden Saluretika eher eine Tendenz zur Hyperkaliämie und Hypermagnesiämie [6]. Erhebliche Hypermagnesiämien entstehen allerdings nur dann, wenn kalium-/magnesiumsparende Saluretika bei eingeschränkter Nierenfunktion verabreicht werden. Während Hyperkalzämien zu einer erhöhten Magnesiumausscheidung im Urin führen, ist diese bei Hypokalzämie vermindert. Deswegen muss bei medikamentös bedingter Hypokalzämie mit einem Anstieg der Plasma-Magnesiumkonzentration gerechnet werden.

Ferner führen magnesiumhaltige Infusionen bei chronischer Niereninsuffizienz zur Hypermagnesiämie und sind daher in diesen Fällen im Allgemeinen kontraindiziert.

Dies gilt auch für Antihypertensiva wie ACE-Hemmer oder Sartane [7, 8].

Endokrine Hypermagnesiämie

Bei Schilddrüsenunterfunktion liegen die Magnesiumkonzentrationen im Plasma im oberen Normbereich oder sind gering erhöht. Bedrohliche Hypermagnesiämien finden sich im Allgemeinen nicht. Unklar ist, inwieweit der erhöhten Magnesiumkonzentration bei Hyperthyreose klinische Bedeutung beizumessen ist. Unter Therapie mit Thyreostatika und konstruktiver Hypothyreose kann es ebenfalls zur Ausbildung einer Hypermagnesiämie kommen, die jedoch im Allgemeinen keine klinische Symptomatik verursacht.

Gelegentlich werden bei Nebenschilddrüseninsuffizienz (Hypoparathyreoidismus) und bei Morbus Cushing leicht erhöhte Magnesiumkonzentrationen beobachtet. In anderen Fällen findet man jedoch bei diesen endokrinen Störungen auch normale Magnesiumkonzentrationen [1, 2].

Hypokalzämie

Bei Erkrankungen, die mit Hypokalzämie einhergehen, kommt es zu einer Reduktion der renalen Magnesiumausscheidung mit konsekutivem Anstieg der

Magnesiumkonzentrationen. Dies zeigt sich insbesondere bei endokrin bedingten Hypokalzämien. Bei Nebenschilddrüseninsuffizienz kann sich neben der Hypokalzämie eine Hypermagnesiämie ausbilden, während bei Nebenschilddrüsenüberfunktion ein umgekehrtes Verhalten, nämlich Hypomagnesiämie und Hyperkalzämie zu beobachten sind. Der gleiche pathogenetische Mechanismus scheint bei Hypo- und Hyperthyreose von Bedeutung sein [1, 2].

Dehydratation

Bei erheblicher Dehydratation kann es zu einem Anstieg der Magnesiumkonzentration im Plasma kommen. Dies kann insbesondere dann von klinischer Bedeutung sein, wenn die Dehydratation im Rahmen einer akuten oder chronischen Niereninsuffizienz auftritt, bei der a priori mit einer Zunahme der Plasma-Magnesiumkonzentration gerechnet werden muss [2].

Erhöhte Zufuhr bei Niereninsuffizienz

Bei akuter oder chronischer terminaler Niereninsuffizienz ist grundsätzlich darauf zu achten, dass weder medikamentös noch mit der Nahrung zu viel Magnesium zugeführt wird.

So konnten wir bei einer Patientin mit terminaler Niereninsuffizienz, die wegen einer Präeklampsie Magnesium erhalten hatte, eine akute Magnesiumintoxikation beobachten, die sich nach Dialysetherapie wieder völlig zurückbildete.

Bei chronischer Niereninsuffizienz Grad 3 beobachten wir keine Hypermagnesiämie im Serum unter oraler Substitution mit 300 mg Magnesium täglich. Teilweise reagieren Zellmembranen hier als Puffer und verhindern so eine Magnesiumüberladung intra- und extrazellulär [2, 9].

Fazit

Eine Hypermagnesiämie ist heutzutage eher selten. Hauptsächlich beobachtet man sie bei fortgeschrittener Niereninsuffizienz im Stadium 4 oder 5. Unter der Hämodialysetherapie wird heute jedoch im Dialysat wesentlich mehr Magnesium zugesetzt, um einen besseren Gefäßschutz bei diesen Hochrisikopatienten zu erzielen. Interessanterweise haben Patienten mit einer diabetischen Nephropathie selbst im fortgeschrittenen Stadium der Niereninsuffizienz einen Magnesiumverlust.

Symptome der Hypermagnesiämie

Allgemeinsymptome

Neben allgemeiner Schwäche und Müdigkeit können Übelkeit und Erbrechen auftreten. Diese Symptome sind aber uncharakteristisch und nicht auf eine Magnesiumintoxikation beschränkt.

Zentralnervensystem

Da Magnesium eine depressorische Wirkung auf das Zentralnervensystem unter Einbeziehung von Hirnrinde und Atemzentrum ausübt, können hieraus erhebliche zentralnervöse Regulationsstörungen resultieren. Unabhängig hiervon hat Magnesium eine Curare-ähnliche Wirkung auf die neuromuskuläre Überleitung. Zeichen der Magnesiumintoxikation können im Allgemeinen auftreten, wenn die Magnesiumkonzentration im Plasma 2,5–3 mmol/l übersteigt. Es kann dann zu Lethargie, Blasensperre und Obstipation kommen. Die tiefen Sehnenreflexe erlöschen bei einem Serumspiegel über 5 mmol/l. Bei einem weiteren Anstieg über 7 mmol/l tritt Atemlähmung ein. Man spricht dann auch von einer Magnesiumnarkose. Wichtig ist in diesem Zusammenhang, dass die narkotische Wirkung der Magnesiumionen durch Kalziumgaben aufgehoben wird [1, 2].

Kardiale Wirkungen

Tierexperimentell weisen Magnesiumionen einen leichten negativ inotropen, einen negativ chronotropen sowie einen negativ dromotropen Effekt auf.

Bei einem Anstieg der Magnesiumkonzentration im Blut über 2,5–3 mmol/l kann es zu atrioventrikulären Überleitungsstörungen sowie Veränderungen der ventrikulären Erregungsausbreitung kommen.

Im EKG zeigen sich bei Hypermagnesiämie geringfügige Veränderungen, die den Abweichungen bei Hyperkaliämie ähnlich sind. So findet man auch im Mittel eine geringe, nicht-signifikante Zunahme der T-Welle bei gleichzeitiger Abnahme der R-Wellen-Amplitude. Als Erklärung für die gleichartigen EKG-Abweichungen bei Hypermagnesiämie und Hyperkaliämie wird von zahlreichen Autoren eine durch Magnesium induzierte Anreicherung von Kalium in der Zelle diskutiert [3]. Die bei Hypermagnesiämie häufig zu beobachtende Verbreiterung der PQ- und QRS-Dauer könnte ebenfalls mit einer durch Magnesium induzierten Anreicherung intrazellulärer Kaliumionen erklärt werden.

Die Pulsfrequenz kann bei Hypermagnesiämie abnehmen. Dies beruht auf der chronotropen Wirkung von Magnesium. Sie ist unabhängig von nervalen Einflüssen und durch Atropin nicht beeinflussbar.

Auffällig war ferner, dass bei mit Reserpin vorbehandelten Tieren eine akute Hypermagnesiämie zu Rhythmusstörungen (40 %) führte. Außerdem fanden sich bei diesen Tieren gehäuft alternierend hohe T-Wellen-Amplituden. Beides könnte möglicherweise auf eine durch Reserpin verursachte Adrenalinverarmung des Herzmuskels zurückzuführen sein [9, 10].

Periphere Kreislaufwirkung

Magnesiumionen führen zu einer peripheren Vasodilatation. Nach intravenösen Gaben niedriger Magnesiummengen kann es zu einem Wärmegefühl und Flush, bei höheren Mengen zu einem hypotensiven Effekt kommen.

Magen-Darm

Seit Langem ist bekannt, dass Magnesiumsalze eine deutliche laxierende Wirkung haben. Daher findet sich Magnesium auch in zahlreichen Laxanzien. Der laxierende Effekt beruht möglicherweise darauf, dass Magnesium die Freisetzung von Cholecystokinin-Pankreozymin fördert, welches seinerseits die Motilität und die sekretorische Aktivität des Dünndarms beeinflusst. Bei chronischer Niereninsuffizienz können die in Laxanzien vorhandenen Magnesiumionen zu einem Anstieg der Serum-Magnesiumwerte führen [2].

Fazit
Die Klinik der Hypermagnesiämie ist vielfältig und hängt von der Höhe der Magnesiumüberladung statt. Die kardialen Effekte und Ateminsuffizienz stellen hierbei die größte Gefahr dar.

Therapie der Hypermagnesiämie

Allgemeine Maßnahmen

Zunächst ist für die Einschränkung der Magnesiumzufuhr Sorge zu tragen. Hierbei ist neben diätetischen Maßnahmen insbesondere auf magnesiumhaltige Medikamente sowie kalium-/magnesiumsparende Saluretika zu achten. Besonders gefährlich ist die weitere intravenöse Gabe von Magnesium z. B. bei der Präeklampsie [12–14]. Die Zusammensetzung aller Infusionslösungen ist daher genau zu beobachten. Dies ist umso wichtiger, als die Patienten mit erhöhter Magnesiumkonzentration, insbesondere dann, wenn eine Dehydration vorliegt, reichlich Flüssigkeit zugeführt bekommen sollen.

Medikamentöse Behandlung

Bei leicht erhöhter Magnesiumkonzentration reichen die oben aufgeführten Maßnahmen im Allgemeinen aus.

Durch Injektionen von Kalziumsalzen (Kalziumgluconat i.v.) lassen sich die toxischen Wirkungen des erhöhten Serum-Magnesiumspiegels auf das zentrale Nervensystem, die neuromuskuläre Erregbarkeit und das Herz weitgehend abschwächen oder aufheben. Initial sollten etwa 100(–200) mg Kalzium (etwa 10 ml einer 10 %igen Lösung von Kalziumgluconat) über 5–10 min intravenös gegeben werden. Dies kann, soweit notwendig, wiederholt werden, das EKG dient zur Therapiekontrolle.

Zusätzlich kommen bei peripheren Muskelparesen, insbesondere bei Lähmung der Atemmuskulatur Physostigmin-Gaben in Betracht. Ferner kann gleicherweise wie bei Hyperkaliämie Glukose+Insulin (pro 3 g Glukose 1 Einheit Alt-Insulin) infundiert werden.

Der therapeutische Effekt scheint aber nicht so ausgeprägt zu sein wie bei der Behandlung der Hyperkaliämie. Bei Magnesiumintoxikation ist ferner eine Dialysetherapie in Betracht zu ziehen. Hierbei ist insbesondere die Hämodialyse geeignet, da durch sie ein schneller Abfall der Magnesiumkonzentration erzielt werden kann.

Unabhängig von den aufgezählten Maßnahmen ist bei Magnesiumintoxikation eine intensivmedizinische Überwachung und Therapie unbedingt notwendig. Atmung, Kreislauf und Herzfunktion sind zu überwachen und evtl. apparativ auszugleichen oder zu unterstützen [1, 2].

Fazit

Die Behandlung der Hypermagnesiämie besteht in der Beendigung der Magnesiumzufuhr und ggf. in einer medikamentösen Therapie bis hin zur raschen Elimination durch Hämodialyse und/oder intensivmedizinischen Maßnahmen.

Literatur

1. Kisters K (1998) Disorders of magnesium balance. Internist(Berlin); 39(8):815–819
2. Gröber U, Schmidt J, Kisters K (2015) Magnesium in prevention and therapy. Nutrients 7(9):8199–8226
3. Kisters K, Cziborra M, Funke C, Kozianka J, Nguyen MQ, Tokmak F, Krämer B, Gremmler B, Hausberg M, Micke O, Büntzel J, Mücke R, Liebscher DH (2010) Der Magnesiumhaushalt in der Inneren und Intensivmedizin. Nieren Hochdruckkrkh 39:182–194
4. Kisters K, Gröber U (2019) Der Magnesiumhaushalt – Update 2019. Zs f Orthomol 17(3):34–36
5. Kisters K (2016) Vitamin-D-Mangel – besonders bei Senioren nicht selten. Ars Med 19:852–858

6. Kisters K, Zidek W, Rahn KH (1989) Action of trichlormethiazide and amiloride on cellular sodium, potassium and magnesium concentrations. Schweiz Med Wochenschr 119(50):1837–1839
7. Kisters K, Gremmler B, Hausberg M (2005) Angiotensin receptor blockers and magnesium status in essential hypertension. Am J Hypertens 18(12):1636–1637
8. Kisters K, Rempel V, Kabar I, Cziborra M, Funke C, Wessels F, Tokmak F, Gremmler B, Büntzel J, Liebscher H, Hausberg M (2007) Stable plasma magnesium status in essential hypertensive patients treated with angiotensin II antagonists (a follow-up study). Trace Elem Electrolyt 24:244–247
9. Kisters K, Tokmak F, Barenbrock M, Westermann G, Kosch M, Hausberg M (2003) Veränderungen der Kalzium- und Magnesium-Konzentrationen in Zellmembranen bei Hypertonie. Nieren Hochdruckkrkh 32(5):225–226
10. Zumkley H (1981) EKG bei Hyper- und Hypomagnesiämie. Internist Praxis 21:597–602
11. Davis WH (1978) The effect of oral magnesiumchloride on the QTc and QUc intervals of the electrocardiogram. S Afr Med J 53:591–593
12. Kisters K, Körner J, Louwen F, Witteler R, Jakisch C, Zidek W, Ott S, Westermann G, Barenbrock M, Rahn KH (1998) Plasma and membrane calcium and magnesium concentrations in normal pregnancy and in preeclampsia. Gynecol Obstet Invest; 46(39:158–16
13. Kisters K, Barenbrock M, Louwen F, Hausberg M, Rahn KH, Kosch M (2000) Membrane, intracellular, and plasma magnesium and calcium concentrations in preeclampsia. Am J Hypertens 13(7):765–769
14. Kisters K, Niedner W, Fafera I, Zidek W (1990) Plasma and intracellular magnesium concentrations in pre-eclampsia. J Hypertens 8(4):303–306

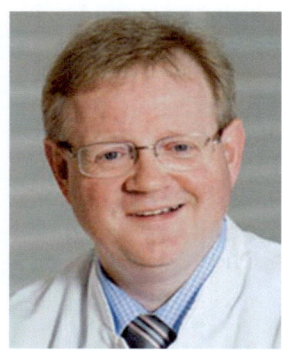

Prof. Dr. med. Klaus Kisters ist stellvertretender Leiter am Operasan Medizinischen Versorgungszentrum Praxisklinik und Dialysezentrum Herne. Seit 2001 ist er Professor an der Universität Münster. Von 2000 bis 2022 war er Chefarzt der Allgemeinen Inneren Abteilung des St. Anna Hospitals in Herne, Akademisches Lehrkrankenhaus der Ruhr Universität Bochum. Er ist Editor der medizinischen Zeitschrift Trace Elements and Electrolytes, Mitglied im Editorial Board der medizinischen Zeitschriften Nieren- und Hochdruckkrankheiten, Zeitschrift für Orthomolekulare Medizin, Magnesium Research und früher Clinical Nephrology und Magnesium Bulletin. Er ist Vizepräsident der Gesellschaft für Magnesium Forschung und Vizepräsident der Gesellschaft für Biofaktoren, sowie Kommissionsmitglied der Sektion Nicht-Medikamentöse Therapie der Deutschen Hochdruckliga. Zu seinen Tätigkeitsschwerpunkten zählen u. a. Innere Medizin, Nephrologie, Ernährungsmedizin, Intensivmedizin, Transplantationsmedizin, Labormedizin und Hämotherapie, sowie klinische Geriatrie und Hygiene. Seine zahlreichen wissenschaftlichen Forschungsarbeiten, v. a. zu Magnesium, sind bereits in über 160 Publikationen in der US National Library of Medicine dokumentiert. Zahlreiche Bücher und Buchbeiträge sowie ca. 350 deutschsprachige Publikationen sind von Ihm verfasst worden. Er ist Mitarbeiter der Akademie für Mikronährstoffmedizin in Essen. Wissenschaftliche Preise für seine Publikationen (nominiert für den Pfizer Award, Fritz Wörwag Award, Förderpreis der Gesellschaft für Magnesiumforschung, Vortrags- und Posterpreise der Deutschen Hochdruckliga, der Rheinisch Westfälischen Gesellschaft für Innere Medizin und der Rostocker Gespräche über kardiovaskuläre Funktion und Hypertonie, Gesellschaft für Nephrologie, Gesellschaft für Magnesiumforschung, Trace Award) hat er ebenfalls erhalten.

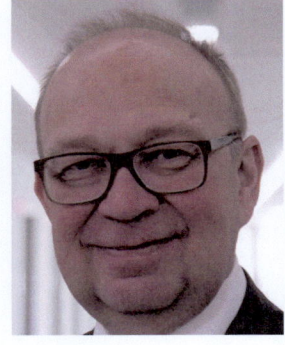

Prof. Dr. med. Oliver Micke, Jahrgang 1967, studierte Medizin an der Westfälischen Wilhelms-Universität. Er machte dann seine Ausbildung und arbeitete als Oberarzt an der dortigen Klinik und Poliklinik für Strahlentherapie – Radioonkologie unter der Leitung von Prof. Willich. Dort habilitierte er auch im Fach Strahlentherapie und wurde zum außerplanmäßigen Professor ernannt.

Seit 2006 ist Prof. Micke Chefarzt der Klinik für Strahlentherapie und Radioonkologie am Franziskus Hospital in Bielefeld, Lehrkrankenhaus der Medizinischen Hochschule Hannover, und ärztlicher Direktor des Franziskus Hospitals.

Seine wissenschaftlichen Schwerpunkte sind die Geschichte der Radioonkologie, Strahlentherapie bei gutartigen Erkrankungen, komplementäre und alternative Medizin, Spurenelemente und Elektrolyte, darunter insbesondere Magnesium.

Er ist Präsident der Deutschen Gesellschaft für Magnesium-Forschung und Vorsitzender des Arbeitskreises "Trace Elements and Electrolytes" (AKTE).

Prof. Micke ist Associate Editor des Journals "Trace Elements and Electrolytes".

Er ist Autor von mehr als 300 Publikationen in Lehrbüchern und wissenschaftlichen Journalen und wird regelmäßig als Sprecher auf nationale und internationale Kongresse eingeladen.

Klinik der Hypomagnesiämie

Klaus Kisters und Lukas Kisters

Ursachen und Klinik

Ein Magnesiummangel ist weit verbreitet, aber oft auch teilweise schwer nachzuweisen [1–3].

Die Ursachen hierfür sind vielfältig (siehe folgende Übersicht) [3].

Ursachen für einen Magnesiummangel

1. **Gastrointestinaler Verlust**
   - Dünndarmresektion, Dünndarmausschaltung
   - Darm-, Gallenblasen-, Pankreasfisteln
   - Steatorrhoe, Malabsorptionssyndrome (Sprue, Morbus Whipple)
   - Enteritis, Colitis
   - Chronisch entzündliche Darmerkrankungen oder Karzinome
2. **Renaler Verlust**
   - Polyurie unterschiedlicher Genese
   - Primäres renales Magnesiumverlustsyndrom, Gitelman-, Hypomagnesiämie-Hyperkalziurie-Syndrom
3. **Endokrine Erkrankungen**
   - Primärer Hyperparathyreoidismus
   - Primärer und sekundärer Hyperaldosteronismus
   - Hyperthyreose
   - Diabetes mellitus, metabolisches Syndrom
4. **Lebererkrankungen**
   - Zirrhose
   - Alkoholismus

Text: Lukas Kisters und Klaus Kisters

5. **Iatrogen**
   - Medikamentöse Therapie, Medikamente als Magnesiumräuber (z. B. Diuretika, PPI)
   - Hormone (z. B. Insulin, Schilddrüsenpräparate)
6. **Malnutrition**
   - Schlechte Ernährung
   - Parenterale Ernährung ohne Magnesiumsubstitution
7. **Andere**
   - Schwangerschaft, Laktation
   - Hunger, eiweißreiche Ernährung
   - Hyperkalzämie, Hypophosphatämie, Vitamin-D-Mangel
   - Azidose, Sport, Stress

In ca. 50 % besteht ein intrazellulärer Magnesiummangel, der im Blutserum nicht messbar ist. Als unterer Grenzwert für einen normalen Magnesiumserumwert gilt aktuell 0,85 mmol/l [4].

Für klinische Aspekte sind diese Fakten insofern von großer Bedeutung, als primär ein zellulärer Magnesiummangel Symptome verursacht, der auch unter Umständen bei normaler Serum-Magnesiumkonzentration vorliegen kann. Zur Abschätzung eines intakten Magnesiumhaushalts muss man wissen, dass nur 1–3 % des Körpermagnesiums im Blut lokalisiert sind [5]. Im Blut ist auch die Verteilung von Magnesium wichtig, besonders das ionisierte Magnesium, das aktiv wirkt, ist in letzter Zeit von zunehmendem Interesse, möglicherweise als Frühmarker für einen Magnesiummangel Abb. 1) [6].

Die klinische Symptomatik eines Magnesiummangels ist vielfältig (Tab. 1) [5]. Ein Magnesiummangel tritt häufig auf, so z. B. bei kardiovaskulären Erkrankungen wie Herzrhythmusstörungen [7], Herzinsuffizienz [8] oder Hypertonie [9]. Hier wirkt Magnesium als physiologischer Kalziumantagonist und hilft via Kalzium-Calmodulin-Komplex, den Blutdruck sowohl systolisch als auch diastolisch zu senken (Abb. 2) [5]. Hierbei ist es auch wichtig, dass Magnesium mit allen anderen gängigen Antihypertensiva gut kombinierbar ist. Ferner wirkt Magnesium antiarteriosklerotisch und hat somit gefäßschützende Eigenschaften. Es wirkt auch hier als Kalziumantagonist und senkt erhöhte Kalzium/Magnesium-Quotienten (Abb. 3) [10]. Diese blutdrucksenkenden Effekte einer Magnesiumgabe sind auch bei der Schwangerschaftshypertonie, der Präeklampsie, beobachtet worden [11]. Hier gibt es Empfehlungen der Frauenärzte, dass jede Schwangere Magnesium einnehmen sollte (siehe Kap. 8).

Bei Diabetes mellitus wird Magnesium sowohl präventiv als auch therapeutisch mit Erfolg seit vielen Jahren eingesetzt [12]. Dies gilt auch beim metabolischen Syndrom, Adipositas und Inflammation mit erhöhten Interleukinen (Abb. 4) [13]. Bei Fettstoffwechselstörungen hat eine Magnesiumsupplementation ebenso positive Effekte, als Coenzym der Lipoproteinlipase und der Lecithin-Cholesterin-Acyltransferase (LCAT) (Abb. 5) [14]. LCAT ist ein in der Leber gebildetes

Ursachen und Klinik

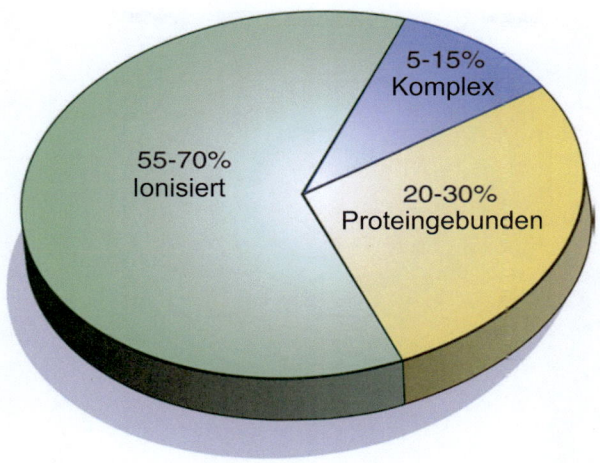

Abb. 1 Verteilung von Magnesium im Blut

Tab. 1 Symptomatik des Magnesiummangels

Bereich	Klinische Zeichen/Symptome
Allgemeiner Bereich	Erschöpfung, Leistungsminderung, Chronic-Fatigue-Syndrom, Schlafstörungen, reduzierte Stresstoleranz, fehlende Fitness
Neuromuskulärer Bereich	Muskelschwäche, Muskelkrämpfe und Schmerzen, Tremor, Tetanie Nystagmus, Tics
Nervensystem	Nervosität, innere Unruhe, Übererregbarkeit, Kopfschmerzen, Migräne, Schwindel, Verwirrtheit, Desorientiertheit, Depression, Aggression, Angststörung, Psychose, Krampfanfall, Ataxien, Parästhesien, ADHS
Gastrointestinaltrakt	Übelkeit, Vomitus, Obstipation, Spasmus
Kardiovaskuläres System	Hypertonie, Präklampsie, Herzrhythmusstörungen, Koronarspasmen, Arteriosklerose, Herzinsuffizienz
Elektrolythaushalt	Hypokaliämie, Hypokalzämie, Natriumretention
Stoffwechsel	Erhöhtes Risiko für metabolisches Syndrom, Diabetes mellitus, Hyperlipidämie, Vitamin-D-Mangel, PTH-Resistenz
Varia	Verminderte Immunantwort, erhöhte Asthma-bronchiale-Inzidenz, Osteoporoserisiko und Knochenfrakturrisiko sind erhöht, Kalzium-Oxalat-Nierensteinbildung, Kalzifikationen

Enzym, welches die Veresterung von Cholesterin und einer Fettsäure des Lecithins zu Cholesterinester katalysiert. LCAT nimmt somit eine zentrale Rolle im Fett- bzw. Cholesterinstoffwechsel ein.

Weitere Erkrankungen, die häufig mit einem Magnesiummangel einhergehen und dann entsprechend mit Magnesium therapiert werden müssen, sind Epilepsie, Hörsturz, Tinnitus, Demenz [15], ebenso bei Sport und Stress [5].

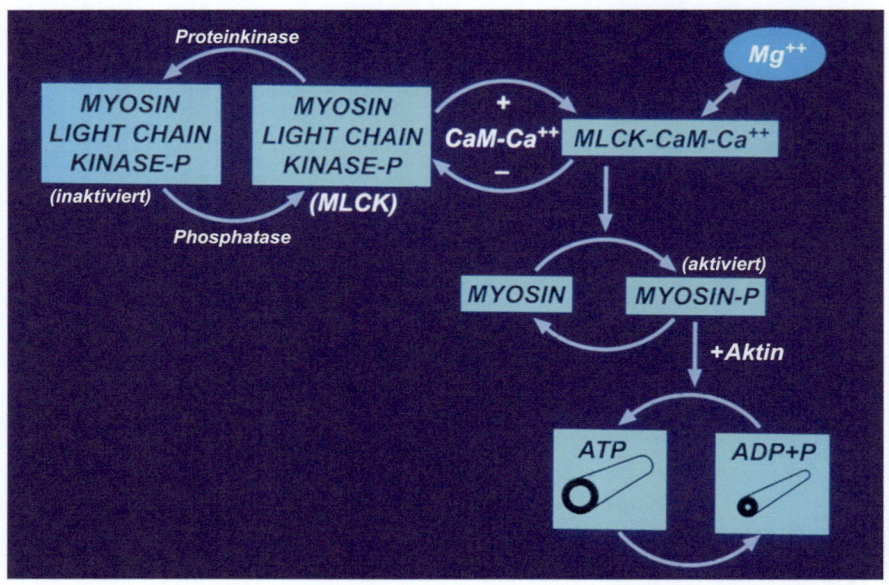

Abb. 2 Kalzium-Magnesium-Antagonismus an der glatten Gefäßmuskelzelle

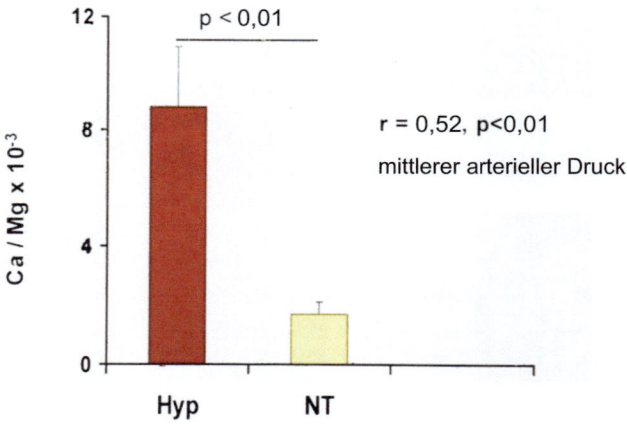

Abb. 3 Kalzium/Magnesium-Ratio in Erythrozytenmembranen

Ebenso muss ein medikamenteninduzierter Magnesiummangel supplementiert werden (siehe Kap. 3) [16].

Im Knochenstoffwechsel ist eine ausreichende Magnesiumversorgung unerlässlich, so z. B. bei Osteoporose und Vitamin-D-Mangel (siehe Kap. 11) [17].

Ursachen und Klinik

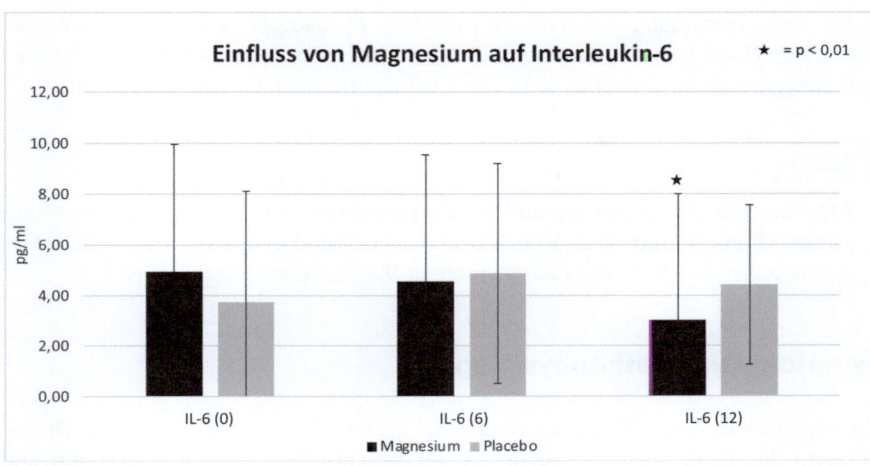

Abb. 4 Wirkung von 400 mg Magnesiumcitrat auf Interleukin-6-Werte beim metabolischen Syndrom

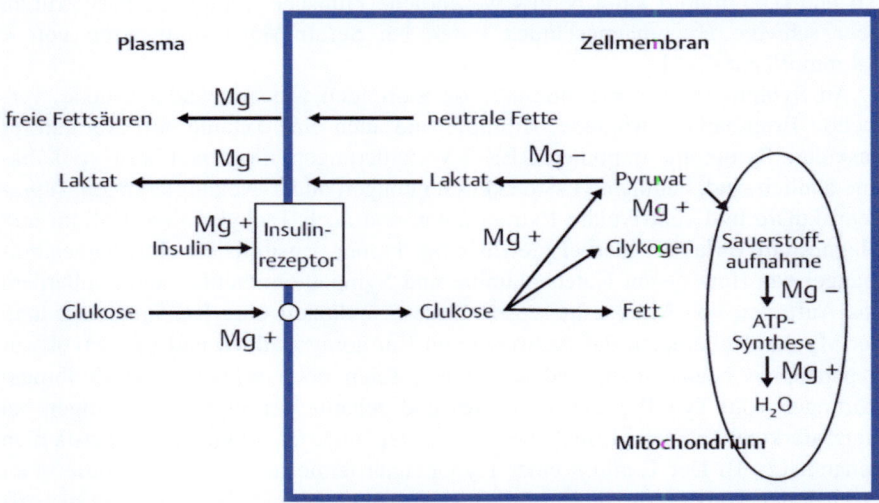

Abb. 5 Magnesium im Zellmetabolismus

Auch bei Chemotherapien, die Platin als Substanz enthalten, so beim Bronchialkarzinom, Urothel- oder Prostatakarzinom, können teilweise sehr schwere Magnesiummangelzustände auftreten, die dann dringend i.v. mit Magnesium ausgeglichen werden müssen [5].

In der Transplantationsmedizin werden ebenso Hypomagnesiämien beschrieben. Häufig sind dies unerwünschte Nebenwirkungen einer notwendigen immunsuppressiven Therapie, z. B. mit Cyclosporin oder Tacrolimus [5, 16].

Fazit

Magnesiumarme Ernährung und viele Arzneimittel verursachen einen beträchtlichen Magnesiummangel. Viele „Dickmacher" sind magnesiumarm. In der Geriatrie haben ca. 50 % der Patienten einen Magnesiummangel.

Symptome und Pathophysiologie

Die Symptome eines Magnesiummangels lassen sich zum Teil auf die Beeinflussung der Erregungsübertragung an der synaptischen Membran erklären und auch über direkte Effekte auf die Muskelzellmembranen. Von Bedeutung ist außerdem, dass ein Magnesiummangel die Freisetzung von Parathormon (PTH) beeinträchtigt und die Empfindlichkeit der Zielorgane gegenüber PTH herabsetzt. Eine nur geringe Hypomagnesiämie mit Serum-Magnesiumkonzentrationen zwischen 0,6 und 0,85 mmol/l kann bereits wesentliche klinische Symptome hervorrufen. Sehr schwere Hypomagnesiämien treten bei Serum-Magnesiumwerten von < 0,4 mmol/l auf [2, 5].

An Symptomen treten zentralnervöse Störungen wie Schwindel, Ataxie, vermehrte Erregbarkeit, Migräne, Krämpfe und auch eine Tetanie auf. Als kardiovaskuläre Symptome imponieren EKG-Veränderungen, die denen bei Hypokaliämie ähnlich sind, nämlich ST-Strecken-Senkungen und T-Negativierungen, supraventrikuläre und ventrikuläre Extrasystolen und auch Tachykardien. Kalium und Magnesium verlaufen hierbei gleichsinnig. Ferner sensibilisiert ein Magnesiummangel das Herz gegen Katecholamine und Sympathomimetika, kann außerdem das Auftreten von Myokardnekrosen fördern, induziert eine Kalziumüberladung der Myokardzelle, kann das Auftreten von Kardiomyopathien und eine Myokardhypertrophie begünstigen, und schließlich seien noch schwere Herzrhythmusstörungen vom Typ Torsade de pointes und gehäuft Herzrhythmusstörungen bei Herzinfarktpatienten und auch bei Herztransplantierten mit Hypomagnesiämien genannt [2, 3]. Der Einfluss einer Hypomagnesiämie bei der Pathogenese einer essenziellen Hypertonie, des erhöhten Pulsdrucks und auch bei der „arterial stiffness" wird bekanntlich diskutiert [18]. Hierbei spielen Zellmembranen, gestörte Magnesiumtransportkanäle wie TRPM6 und besonders TRPM7, ein gestörter Kalzium-Magnesium-Antagonismus und Natrium-Magnesium-Antiport sowie ATPasen eine wichtige pathophysiologische Rolle [19].

Außerdem können bei einem Magnesiummangel Nierensteine (Oxalatsteine) sowie Nierenparenchymverkalkungen auftreten. In der Kindernephrologie spielen genetisch bedingte Magnesiummangelkrankheiten mit Niereninsuffizienz eine wichtige Rolle, so. z. B. das Gitelman-Syndrom oder das Syndrom der renalen

Hypomagnesiämie mit Hyperkalziurie und Nephrokalzinose (HHN-Syndrom), oft begleitet von rezidivierenden Harnwegsinfektionen und Nierensteinen, manchmal auch zur Dialysepflichtigkeit führend [3, 5, 20].

Eine ausgeprägte Hypomagnesiämie kann auch zu einer verkürzten Erythrozyten-Lebensdauer führen, die sich durch eine hämolytische Anämie mit Retikulozytose und Verformung der Erythrozyten ähnlich wie bei einer Kugelzellanämie äußern kann [3, 5].

In letzter Zeit haben Untersuchungen gezeigt, dass eine intakte Endothelfunktion von normalen Magnesiumspiegeln und einem intakten Magnesiumhaushalt abhängig ist [21].

Fazit

Der untere Normbereich für den Serum-Magnesiumwert beträgt 0,85 mmol/l nach Konsens 2022 aller internationalen Magnesiumfachgesellschaften. Die Symptome eines Magnesiummangels sind vielfältig. Trotz normaler Serum-Magnesiumspiegel kann ein schwerer Magnesiummangel vorliegen.

Therapie

Eine kausale Therapie eines Magnesiummangels ist durch Sicherstellung des normalen Tagesbedarfs von etwa 10–15 mmol oder 300 mg täglich auch bei länger dauernder parenteraler Ernährung möglich, ferner durch Beseitigung hormonaler Ursachen (Steroid-Exzess) und, soweit möglich, medikamentöser Ursachen einer Hypomagnesiämie.

Eine orale Magnesiumsubstitution wird bei Magnesiummangelzuständen leichterer Art bzw. ohne schwerwiegende klinische Symptome sowie prophylaktisch bei zu erwartendem Magnesiummangel (z. B. Platin-Chemotherapie) vorgenommen [3, 5, 16]. Die Dosis beträgt in der Regel zwischen 20–50 mmol täglich. Magnesium kann z. B. in organischen Verbindungen (Aspartat, Orotat, Citrat) oral zugeführt werden. Organische Magnesiumverbindungen zeichnen sich durch eine bessere Bioverfügbarkeit als anorganische Magnesiumverbindungen (z. B. Oxid) aus. Diese Therapie ist sicher und nebenwirkungsarm, gelegentlich kann es zu leichter Diarrhoe kommen.

Die Indikation zur i.v. Magnesiumtherapie ist eher seltener und streng zu stellen. Neben der Präklampsie kommen hier nur schwere Hypomagnesiämien mit entsprechender klinischer Symptomatik wie z. B. Herzrhythmusstörungen infrage. Höchstens die Hälfte der erforderlichen Dosis ist in den ersten 24 h zu infundieren und der Rest auf einige Tage zu verteilen. Falls Magnesium i.v. zugeführt wird, ist in den meisten Fällen auf eine kontinuierliche Infusion über mehrere Stunden zu achten. Hierbei sind dann die Bioverfügbarkeit und auch die Verträglichkeit signifikant besser. Ferner sollte man die Eigenreflexe des Patienten, den Herzrhythmus, den Blutdruck sowie den Serum-Magnesiumwert während der Infusion überwachen. Es sollten möglichst nicht mehr als 50–100 mmol Magnesium in

24 h zugeführt werden [3, 5]. Hierbei spielen Zellmembranen mit den bekannten Magnesiumtransportern, TRPM6- und -7-Kanäle, der Natrium-Magnesium-Antiport und der Kalzium-Magnesium-Antagonismus eine wichtige pathophysiologische Rolle [10, 19, 22].

> **Fazit**
>
> Ein Magnesiumdefizit muss supplementiert werden. Die häufigste orale Magnesiumsupplementation liegt zwischen 300–500 mg täglich. Die Therapie mit Magnesium ist sicher und nebenwirkungsarm. Eine i.v. Therapie mit Magnesium erfolgt häufig bei Präeklampsie, Herzrhythmusstörungen und in der Intensivmedizin.

Magnesiummangel in der Intensivmedizin

Bis zu 65 % der Intensivpatienten leiden an einem Magnesiummangel mit klinischer Symptomatik.

Wesentlicher Bestandteil einer Magnesiumtherapie auf der Intensivstation sind Wirkungen des Magnesiums als Medikament mit Wirkungen auf das Herz-Kreislauf-System [23]. Hierbei sind zunächst die kardiovaskulären Effekte zu nennen, wobei Magnesium hier im Wesentlichen als Kalziumantagonist wirkt. Über diesen Mechanismus kommt es an der glatten Gefäßmuskulatur zu einer Vasodilatation. Dieser direkt relaxierende Effekt konnte sowohl für renale und zerebrale als auch für Koronararterien nachgewiesen werden. Am intakten Gefäßendothel induziert Magnesium einander entgegengesetzte Reaktionen. Trotz der negativ inotropen Wirkung resultiert in Folge der Relokation des systemischen Gefäßwiderstandes ein Anstieg von Schlagvolumen und Herzzeitvolumen nach der Magnesiumgabe [24].

Der Einsatz von Magnesium als Antiarrhythmikum sowohl in der Kardiologie als auch auf der Intensivstation beruht auf dem Wirkmechanismus des Klasse-IV-antiarrhythmischen Effektes nach Walken Williams. Magnesium wirkt an Erregungsbildung und Leitung am Myokard über eine Hemmung des langsamen Kalziumeinstroms. Am AV-Knoten führt Magnesium zu einer Verlängerung der anterograden und retrograden Überleitungszeit sowie der Refraktärzeit. Die Leitungsgeschwindigkeit in akzessorischen Bündeln wird durch Magnesium reduziert. Für Magnesium wird auch ein antiarrhythmischer Wirkmechanismus im Rahmen der Verminderung des Ischämie-Reperfusions-Schadens bzw. der Ischämie postuliert. Verantwortlich hierfür werden die Verringerung der intrazellulären Kalzium- und Natriumüberladung und der geringe gleichsinnige Kaliumverlust gemacht [23]. Da eine Hypomagnesiämie häufig in Kombination mit anderen Elektrolytstörungen und hier insbesondere mit einer Hypokaliämie beobachtet wird, ist eine Hypomagnesiämie als Verstärker von proarrhythmogenen Wirkungen der Hypokaliämie anzusehen. Eine duale Therapie mit Kalium und Magnesium bei Arrhythmien bietet daher Vorteile. Auch bei herztransplantierten Patienten zeigen neuere Untersuchungen, dass das Transplantatüberleben und die Herzleistung von einem intakten Kalium- und Magnesiumhaushalt profitieren.

Bei der Behandlung akuter atrialer Tachyarrhythmien zeigte Magnesium in einer prospektiven, randomisierten Studie bei intensivmedizinischen Patienten im Vergleich zum Antiarrhythmikum Amiodaron eine deutlich bessere Effektivität [24]. Bei der Behandlung von paroxysmalen Tachykardien wies Adenosin eine bessere Wirksamkeit als Magnesium auf [24]. Fallberichte geben den Hinweis, dass ansonsten therapierefraktäre supraventrikuläre Tachyarrhythmien durch die Gabe von Magnesium, auch i.v., durchbrochen werden können. Die Wirkung von Magnesium beim akuten Myokardinfarkt ist in einer Vielzahl von Publikationen untersucht worden [23, 24]. Hier sind als Studien ISIS, Magic oder Limit zu nennen. Hierbei konnten einige Untersuchungen zeigen, dass durch die Gabe von Magnesium in der Postinfarktphase im Verlauf die Ejektionsfraktion des linken Ventrikels deutlich zunimmt sowie die dokumentierte Infarktgröße wesentlich kleiner ist und besser ausheilt unter hochgehaltenen normalen Serum-Magnesiumspiegeln [25].

In der Myokardzelle ist der Magnesiumgehalt doppelt so hoch wie in glatter Gefäßmuskulatur [26]. Magnesium gilt als Mittel der Wahl bei der Behandlung von Torsade-de-pointes-Tachykardien. Es wird angenommen, dass Magnesium nur wirksam ist bei einer Torsade-de-pointes-Tachykardie, die sich aus einer verlängerten QT-Zeit entwickelt. In den meisten Fällen wird dies medikamentös induziert oder es liegt ein angeborenes QT-Syndrom zugrunde. Bei polymorph ventrikulärer Tachykardie, die nicht mit einer verlängerten QT-Zeit assoziiert ist, ist nach gegenwärtiger Meinung die Magnesiumgabe nicht effektiv. Trotz des Fehlens vieler kontrollierter Studien ist die Gabe von Magnesium bei allen Formen von therapierefraktären ventrikulären Tachykardien sowie therapierefraktärem Kammerflimmern zumindest als supportive Maßnahme nach Ausschöpfung aller anderen therapeutischen Optionen sinnvoll. Einen Sonderfall stellen die durch die proarrhythmogene Komponente der Therapie mit Digitalispräparaten hervorgerufenen Arrhythmien dar. Bereits 1935 wurde eine Wiederherstellung des Sinusrhythmus durch die Gabe von Magnesium bei digitalisinduzierter Tachyarrhythmie beschrieben. Ursächlich hierfür ist die Bedeutung von Magnesium als essenzieller Cofaktor der Natrium-Kalium-ATPase. Die Digitalispräparate wirken über eine Hemmung der Natrium-Kalium-ATPase, Magnesium hingegen bewirkt ihre Aktivierung. Somit ist für die antiarrhythmische Wirkung der Herzglykoside eine Normomagnesiämie Voraussetzung. Aufgrund der Wirkung am Reizleitungssystem des Herzens ist Magnesium bei Bradykardie und AV-Blockierungen nicht indiziert.

Beim sehr selten vorkommenden Phäochromozytom wurde ebenfalls ein positiver Effekt einer Magnesiumtherapie beschrieben. Dies erklärt sich pathophysiologisch wie folgt: Magnesium besitzt pharmakologische Eigenschaften, um neben Alpha- und Beta-Blockade die durch Katecholamine vermittelten hämodynamischen Schwankungen bei der Operation eines Phäochromozytoms zu nivellieren. Sauer und Mitarbeiter beschrieben 17 Narkosen bei Patienten mit einem Phäochromozytom, bei dem Magnesium als primäres antiadrenales

Medikament eingesetzt wurde [24]. Bei einer Serum-Magnesiumkonzentration von 2–4 mmol/l konnte bei der Mehrzahl der Patienten eine vorteilhafte Wirkung auf intraoperative kardiovaskuläre Veränderungen gezeigt werden. Bei schweren Verläufen von COVID-19-Infektionen hat sich in vielen Fällen gezeigt, dass eine Magnesiumsupplementierung, auch in Kombination mit Vitamin D, den intensivmedizinischen Verlauf bessert. In jedem Fall gilt es in der Intensivmedizin einen Magnesiummangel zu verhindern.

Fazit

In der Intensivmedizin wird Magnesium oft höher dosiert und auch i.v. appliziert. Hier sind parenterale Aspekte und die Schwere der Erkrankungen besonders zu berücksichtigen. Zahlreiche intensivmedizinische Studien belegen, dass sich Patienten mit wieder normalem Magnesiumstatus besser erholen und die Intensivstation häufig schneller wieder verlassen können.

Literatur

1. Altura BM, Altura BT (1991) Cardiovascular risk factors and magnesium: relation-ships to atherosclerosis, ischemic heart disease and hypertension. Magnes Trace Elem 10:182–192
2. Seelig M (2003) The magnesium factor. Penguin Group, New York
3. Kisters K (1998) Störungen des Magnesiumhaushaltes. Internist 39:815–819
4. Micke O, Vormann J, Kraus A, Kisters K (2021) Serum magnesium: time for a standardized and evidence-based reference range. Magnes Res 34(2):84–89
5. Gröber U, Schmidt J, Kisters K (2015) Magnesium in prevention and therapy. Nutrients 7(9):8199–8226
6. Kisters K, Gröber U, Gremmler B, Sprenger J, Wroblewski F, Deutsch A, Kisters L, Westhoff T, Kolisk M (2020) Ionized magnesium deficiency in elderly hypertensive patients – a pilot study. Nutrition And Food Science Journal 3:129–134
7. Vierling W, Liebscher DH, Micke O, von Ehrlich B, Kisters K (2013) Magnesium deficiency and therapy in cardiac arrhythmias: recommendations of the German Society for Magnesium Research. Dtsch Med Wochenschr 138(22):1165–1171
8. Kisters K, Gremmler B, Schmidt J, Gröber U, Tokmak F (2017) Positive effect of magnesium orotate therapy in hypertensive heart disease. Metabolomics 7:3–7
9. Kisters K, Tepel M, Spieker C, Dietl KH, Barenbrock M, Rahn KH, Zidek W (1997) Decreased cellular magnesium concentrations in a subgroup of hypertensives – cell models for the pathogenesis of primary hypertension. J Hum Hypertens 11:367–372
10. Kosch M, Hausberg M, Westermann G, Köneke J, Matzkies F, Rahn KH, Kisters K (2001) Alterations in calcium and magnesium content of red cell membranes in patients with primary hypertension. Am J Hypertens 14:1787–1792
11. Kisters K, Niedner W, Fafera I, Zidek W (1990) Plasma and intracellular magnesium concentration in preeclampsia. J Hypertens 8:303–330

12. von Ehrlich B, Barbagallo M, Classen HG, Guerrero-Romero F, Mooren F, Rodriguez-Moran M, Vierling W, Vormann J, Kisters K (2014) Die Bedeutung von Magnesium für Insulinresistenz, metabolisches Syndrom und Diabetes mellitus – Empfehlungen der Gesellschaft für Magnesium-Forschung e. V. Diabetologie und Stoffwechsel 9:96–100
13. Kisters S, Kisters K, Werner T, Vormann J, Tokmak F, Westhoff T, Gröber U, Predel HG, Reuter H (2023 Mar) Positive effects of a magnesium supplementation in metabolic syndrome. Int J Clin Pharmacol Therap 1;36(1):22. https://doi.org/10.1684/mrh.2023.0511
14. Kisters K, Spieker C, Tepel M, Zidek W (1993) New data about effects of oral physiological magnesium supplementation on several cardiovascular risk factors (lipids and blood pressure). Magnes Res 4:355–360
15. Kisters S, Gröber U, Kisters K (2024) Bedeutung von Magnesium im Gehirnstoffwechsel. OM-Zs f Orthomol 22:19–23
16. Gröber U (2019) Magnesium and drugs. Int J Mol Sci 20(9):2094 doi
17. Kisters K, Kisters L, Werner T, Deutsch A, Westhoff T, Gröber U (2020) Increased serum vitamin D concentration under oral magnesium therapy in elderly hypertensives. Magnes Res 33(4):131–132
18. Kisters K, Gremmler B, Hausberg M (2005) Magnesium and arterial stiffness. Hypertension 47:e3
19. Touyz RM, Yao G (2004) Presence of functionally active magnesium uptake channels. TRPM6 and TRPM7 in vascular smooth muscle cells from WKY and SHR – differential regulation by aldosterone and angiotensin II. Am J Hypertens 5:176
20. Kuwertz-Bröking FS, Bulla M, Kleta R, August C, Kisters K (2001) Familial hypomagnesemia-hypercalciuria in 2 siblings. Clin Nephrol 56(2):155–161
21. Maier JA, Castiglioni S, Locatelli L, Zocchi M, Mazur A (2021) Magnesium and inflammation: advances and perspectives. Semin Cell Dev Biol 115:37–44
22. Kisters K, Krefting ER, Spieker C, Zidek W, Dietl KH, Barenbrock M, Rahn KH (1998) Increased magnesium/sodium exchange in vascular smooth muscle cells from SHR. Clin Sci 95:815–819
23. Kisters K, Cziborra M, Funke C, Kozianka J, Nguyen MQ, Tokmak F, Krämer B, Gemmler B, Hausberg M, Micke O, Büntzel J, Mücke R, Liebscher DH (2010) Der Magnesiumhaushalt in der Inneren und Intensivmedizin. Nieren- und Hochdruckkrkh 39(5):182–194
24. Sauer PMM, Zielmann S, Roth ATP, Frank L, Warneke G, Radke A, Ensink FBM, Kettler D (1996) Untersuchung zur Diagnose eines Magnesiummangels bei Intensivpatienten. Organ der Deutschen Gesellschaft Anästhesiologie und Intensivmedizin 31 31–41
25. Vierling W, Stampfl A (1994) Magnesium-dependent calcium efflux in mammalia heart muscle. Cell Calcium 15:715–182
26. Kisters K, Krefting ER, Barenbrock M, Spieker C, Rahn KH (1999) Sodium and magnesium contents in smooth muscle cells in spontaneously hypertensive rats. Am J Hypertens 12:648–652
27. Micke O, Vormann J, Kisters K (2021) Magnesium and COVID-19. J Am Coll Nutr 40(8):732–734
28. Von Ehrlich B, El Bakkari N, Mathan C, von Ehrlich S, Kisters K (2024) Hochnormales Magnesium – weniger Corona-mRNA Impfnebenwirkungen? – Pilotstudie bei mRNA-Impfpatienten mit Verlaufskontrolle der mikrovaskulären Funktion. Nieren- und Hochdruckkrkh 53(6):294–297

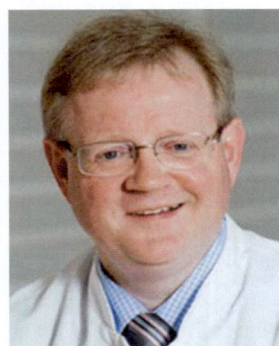

Prof. Dr. med. Klaus Kisters ist stellvertretender Leiter am Operasan Medizinischen Versorgungszentrum Praxisklinik und Dialysezentrum Herne. Seit 2001 ist er Professor an der Universität Münster. Von 2000 bis 2022 war er Chefarzt der Allgemeinen Inneren Abteilung des St. Anna Hospitals in Herne, Akademisches Lehrkrankenhaus der Ruhr Universität Bochum. Er ist Editor der medizinischen Zeitschrift Trace Elements and Electrolytes, Mitglied im Editorial Board der medizinischen Zeitschriften Nieren- und Hochdruckkrankheiten, Zeitschrift für Orthomolekulare Medizin, Magnesium Research und früher Clinical Nephrology und Magnesium Bulletin. Er ist Vizepräsident der Gesellschaft für Magnesium Forschung und Vizepräsident der Gesellschaft für Biofaktoren, sowie Kommissionsmitglied der Sektion Nicht-Medikamentöse Therapie der Deutschen Hochdruckliga. Zu seinen Tätigkeitsschwerpunkten zählen u. a. Innere Medizin, Nephrologie, Ernährungsmedizin, Intensivmedizin, Transplantationsmedizin, Labormedizin und Hämotherapie, sowie klinische Geriatrie und Hygiene. Seine zahlreichen wissenschaftlichen Forschungsarbeiten, v. a. zu Magnesium, sind bereits in über 160 Publikationen in der US National Library of Medicine dokumentiert. Zahlreiche Bücher und Buchbeiträge sowie ca. 350 deutschsprachige Publikationen sind von Ihm verfasst worden. Er ist Mitarbeiter der Akademie für Mikronährstoffmedizin in Essen. Wissenschaftliche Preise für seine Publikationen (nominiert für den Pfizer Award, Fritz Wörwag Award, Förderpreis der Gesellschaft für Magnesiumforschung, Vortrags- und Posterpreise der Deutschen Hochdruckliga, der Rheinisch Westfälischen Gesellschaft für Innere Medizin und der Rostocker Gespräche über kardiovaskuläre Funktion und Hypertonie, Gesellschaft für Nephrologie, Gesellschaft für Magnesiumforschung, Trace Award) hat er ebenfalls erhalten.

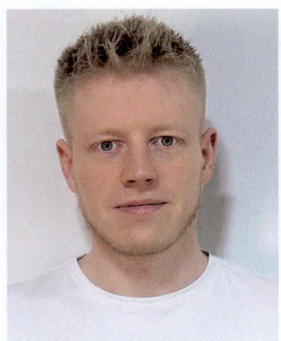 **Lukas Kisters** ist Student der Humanmedizin an der Universität Potsdam (HMU) und wissenschaftlicher Mitarbeiter an der Ruhr Universität Bochum. Publikationen zum Thema Magnesium, Vitamin D und Ernährung, sowie Sport. Posterpreisträger der Rostocker Gespräche über kardiovaskuläre Funktion und Hypertonie zum Thema Elektrolyte und Vitamine bei Hypertonie.

Magnesium bei Prädiabetes, Typ-2-Diabetes und metabolischem Syndrom

Tanja Werner und Jürgen Vormann

Weltweit ist jeder 11. Erwachsene Diabetiker und die Prävalenz nimmt mit alarmierender Geschwindigkeit zu. Bis 2030 werden über 500 Mio. Erwachsene an Typ-2-Diabetes (T2D) leiden. Auch wenn aufgrund der verbesserten medizinischen Versorgung die Sterberate rückläufig ist, stellt T2D einen hohen Risikofaktor für kardiovaskuläre Erkrankungen wie Bluthochdruck, koronare Herzkrankheit oder Herzinfarkt dar, die Haupttodesursache bei Typ-2-Diabetikern.

T2D ist eine komplexe chronische Erkrankung, die mit einem erhöhten Blutzuckerspiegel (Hyperglykämie) einhergeht. Eine wesentliche Ursache dieser Krankheit ist die sogenannte Insulinresistenz, eine verminderte Empfindlichkeit der Körperzellen gegenüber dem Hormon Insulin.

Insulinresistenz, Prädiabetes und T2D

Bei gesunden Menschen wirkt Insulin blutzuckersenkend, d. h., dass Glukose vom Blut in die Körperzellen gelangt und dort z. B. für die Energiegewinnung genutzt werden kann. Insulin entfaltet seine Wirkung durch die Bindung an den Insulinrezeptor, welcher auf der Oberfläche der Zielzellen, d. h. insbesondere in Leber, Muskeln und Fettgewebe, zu finden ist. Wenn Insulin an den Insulinrezeptor gebunden hat, werden als eine Folge spezifische Transporter (Glukosetransporter 4; GLUT-4) in der Zellmembran der Zielzellen eingebaut, damit die Glukoseaufnahme aus dem Blut in die Zellen stattfinden kann.

Insulin selbst wird von den Betazellen der Bauchspeicheldrüse (Pankreas) produziert. Diese Betazellen befinden sich in den sogenannten Langerhans-Inseln. Und genau von diesen „Inseln" (lat. *insula*) leitet sich auch der Name des Hormons „Insulin" ab.

Text: Tanja Werner, Ergänzungen: Jürgen Vormann

Die Insulinresistenz tritt auf, wenn die Insulinrezeptoren ihre Empfindlichkeit auf Insulin verlieren. Sowohl bei Insulinresistenz als auch bei T2D konnte man einen geringeren Gehalt von GLUT-4 in der Skelettmuskulatur und Fettgewebe feststellen. Diese beeinträchtigte Glukoseverwertung, d. h., die Glukose verbleibt in zu hohen Konzentrationen im Blut, ruft wiederum eine weitere Insulinproduktion der Betazellen als Ausgleichsmechanismus hervor (Hyperinsulinämie). Ein Fortschreiten der Insulinresistenz kann zu T2D und dem metabolischem Syndrom führen.

Oft ist der sogenannte prädiabetische Zustand dem T2D voraus. Es handelt sich um eine Störung der Nüchternglukose (IFG) oder eine Störung der Glukosetoleranz bzw. kann auch beides zeitgleich zutreffen. Um zu testen, ob eine gestörte Nüchternglukose vorliegt, wird der Nüchternblutzucker morgens nach einem Nahrungsverzicht von mindestens 8 h bestimmt. Hierbei liegt der durchschnittliche Wert bei unter 100 mg/dl. Bei einem Wert zwischen 100 und 125 mg/dl kann eine gestörte Nüchternglukose oder ein Prädiabetes angenommen werden. Zur Bestimmung der gestörten Glukosetoleranz werden orale Glukosetoleranztests durchgeführt. Die Referenzwerte liegen bei weniger als 140 mg/dl. Ein Blutzuckerwert zwischen 140 und 199 mg/dl deutet auf einen Prädiabetes hin. Nach den Kriterien der American Diabetes Association liegt ein Prädiabetes vor, wenn der HbA1c-Wert zwischen 5,7 % und 6,4 % liegt. Der HbA1c-Wert sagt in Prozent aus, wie viel Glukose sich in den letzten 2–3 Monaten an die roten Blutkörperchen gebunden hat.

Ein Nüchternblutzucker von > 126 mg/dl bzw. ein Blutzuckerwert nach dem oralen Glukosetoleranztest von > 200 mg/dl sowie ein HbA1c-Wert > 6,5 % deutet auf einen Diabetes mellitus hin.

Metabolisches Syndrom – das „tödliche Quartett"

Das metabolische Syndrom (MetS) ist so gesehen keine eigenständige Krankheit. Bei dieser Diagnose liegen mindestens drei der definierten Risikofaktoren vor (Tab. 1).

Die umgangssprachliche Bezeichnung als „tödliches Quartett" geht auf das stark erhöhte Risiko für Herz-Kreislauf-Erkrankungen, T2D und eine Fettleber einher. Jede dieser Größen ist für sich allein gesehen bereits ein Risikofaktor für diese Krankheit. Treten sie aber gemeinsam auf, haben die betroffenen Personen ein besonders hohes Risiko. Die globale Prävalenz des metabolischen Syndroms wird auf etwa ein Viertel der Weltbevölkerung geschätzt.

Die Rolle von Magnesium bei Diabetes & Co

Magnesium ist an mehr als 600 enzymatischen Reaktionen und biologischen Prozessen im Körper beteiligt und hat damit ein breites Wirkspektrum bei Herz-Kreislauf-, Schwangerschafts- und Stoffwechselerkrankungen wie Diabetes.

Tab. 1 Kriterien für die Definition des metabolischen Syndroms (Nationale Versorgungsleitlinie „Typ-2-Diabetes" 2023)

Taillenumfang für bauchbetontes starkes Übergewicht	Männer: ≥ 102 cm Frauen: ≥ 88 cm
Erhöhte Blutfettwerte	Erhöhte Triglyceride ≥ 150 mg/dl oder Einnahme von entsprechenden Medikamenten Niedriges HDL-Cholesterin Männer: < 40 mg/dl Frauen: < 50 mg/dl Oder Einnahme von entsprechenden Medikamenten
Bluthochdruck	Systole: ≥ 130 mmHg und/oder Diastole: ≥ 85 mmHg Oder Einnahme von blutdrucksenkenden Medikamenten
Erhöhter Nüchternblutzucker	≥ 100 mg/dl Oder Einnahme von blutzuckersenkenden Medikamenten

Magnesium hat eine essenzielle Rolle bei der Insulinwirkung. Die Magnesiumkonzentration ist entscheidend für die Phosphorylierung der Insulinrezeptor-Tyrosinkinase und damit für die Weiterleitung des Signals in die Zelle. Ist also nicht genügend Magnesium in der Zelle vorhanden, kommt es zu einer postrezeptoriellen Insulinresistenz und einer verminderten zellulären Glukoseverwertung. Dies bedeutet, dass je niedriger die Magnesiumkonzentration, desto größer die erforderliche Insulinmenge, um die gleiche Glukosemenge zu verstoffwechseln (verringerte Insulinsensitivität). Damit ist ein niedriger Magnesiumstatus selbst mit einer erheblichen Beeinträchtigung der insulinvermittelten Glukoseaufnahme und einem erheblich erhöhten Risiko für die Entwicklung einer Glukoseintoleranz und eines Diabetes verbunden (Abb. 1). In westlichen Ländern wurde berichtet, dass etwa zwei Drittel der erwachsenen Bevölkerung nicht den geschätzten durchschnittlichen Bedarf an Magnesium zu sich nehmen, was zu einem chronischen geringfügigen bis mäßigen Magnesiumdefizit führt.

Zusätzlich wird vermutet, dass eine chronische, geringgradige Entzündung, die durch einen Magnesiummangel ausgelöst oder verschlimmert wird, die Entstehung von chronischen Erkrankungen begünstigen könnte. Daher ist ein niedriger Magnesiumstatus bei mehreren pathologischen Zuständen, die durch chronische Entzündungsmechanismen gekennzeichnet sind, weit verbreitet. Selbst ein subklinisches Magnesiumdefizit kann zur Erzeugung von entzündlichen Botenstoffen (Zytokinen) und freien Radikalen führen, der einen leichten Entzündungsstatus mit sich bringt. Ein schlechter Magnesiumstatus kann somit einen direkten Einfluss

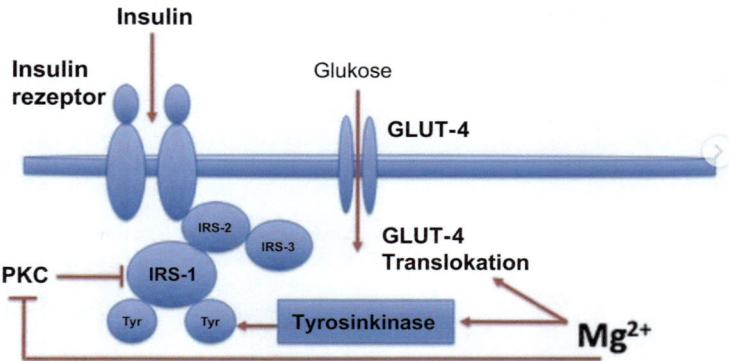

Abb. 1 Magnesium verbessert die Signalübertragung des Insulinrezeptors, indem es die Tyrosinkinase aktiviert und die Proteinkinase C *(PKC)* hemmt, wodurch die Signalübertragung des Insulinrezeptorsubstrats 1 *(IRS-1)*/Insulinrezeptors verbessert wird. Darüber hinaus erhöht Magnesium die GLUT-4-Rezeptoren, sodass mehr Glukose in die Zelle gelangt und der Blut-Glukosespiegel sinkt. *Tyr* = Tyrosin; *IRS-2/IRS-3*: Insulinrezeptorsubstrat 2 bzw. 3

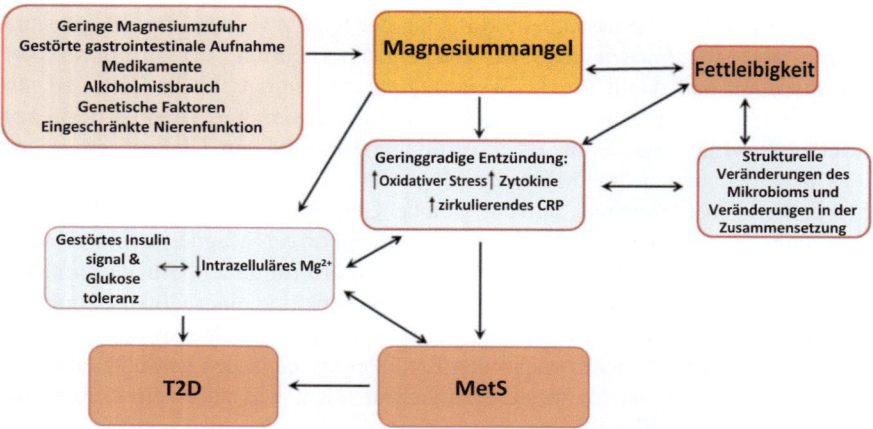

Abb. 2 Physiopathologische Mechanismen des Magnesiummangels bei Fettleibigkeit, metabolischem Syndrom und T2D

auf das Entzündungsgeschehen haben, aber auch indirekt über die Beeinflussung des intestinalen Mikrobioms (Abb. 2). Der chronische Entzündungszustand ist eine häufige Ursache für mehrere Krankheiten, darunter Bluthochdruck, Herz-Kreislauf-Erkrankungen, MetS und T2D [1].

Magnesiumsupplementierung bei Insulinresistenz/Prädiabetes

Die weltweite Prävalenz der gestörten Glukosetoleranz lag im Jahr 2021 bei 9,1 % (464 Mio.) und wird voraussichtlich bis 2045 auf 10,0 % (638 Mio.) ansteigen. Die weltweite Prävalenz der gestörten Nüchternglukose betrug im Jahr 2021 5,8 % (298 Mio.) und wird voraussichtlich auf 6,5 % ansteigen (414 Mio.) im Jahr 2045. Beide Prävalenzen waren 2021 in Ländern mit hohem Einkommen am höchsten. Im Jahr 2045 würde das größte relative Wachstum beider Fälle in Ländern mit niedrigem Einkommen zu verzeichnen sein. In Deutschland hat wahrscheinlich jede 5. Person zwischen 18 und 79 Jahren einen Prädiabetes. Davon entwickeln 5–10 % einen T2D.

Innerhalb einer systemischen Übersicht und Metaanalyse wurden die Daten aus 10 Studien mit insgesamt 13.455 Teilnehmern, darunter 2979 Prädiabetes-Patienten und 10.476 gesunde Kontrollpersonen, analysiert. Die Ergebnisse zeigen, dass Personen mit Prädiabetes signifikant niedrigere Magnesiumspiegel im Serum aufweisen als gesunde Kontrollen. Es wurde eine hohe Heterogenität zwischen den Studien festgestellt. Die Autoren schlussfolgern, dass ein Magnesiummangel eine Rolle bei der Entwicklung und dem Fortschreiten von Prädiabetes spielen könnte [2].

Weitere Daten zeigen, dass Probanden mit der höchsten Magnesiumzufuhr ein um 37 % geringeres Risiko für das Auftreten von metabolischen Beeinträchtigungen (isolierte Nüchternglukosestörung [IFG], isolierte Glukosetoleranzstörung [IGT], Insulinresistenz [IR] oder Hyperinsulinämie) haben. In dieser prospektiven Studie waren 2582 Teilnehmer über einen Nachbeobachtungszeitraum von 7 Jahren involviert. Bei Personen, die bereits zum Studienanfang eine bestehende Stoffwechselstörungen hatten, war eine höhere Magnesiumzufuhr mit einem um 32 % geringeren Risiko für die Entwicklung eines T2D assoziiert [3].

Innerhalb einer Übersichtsarbeit mit insgesamt 12 Studien haben die Ergebnisse von 8 klinischen Studien einen positiven Effekt einer Magnesiumeinnahme auf die Nüchternglukosekonzentration im Serum gezeigt, 5 Studien stellten einen Effekt auf den Nüchterninsulinspiegel fest. Die Ergebnisse von 7 Studien zeigten, dass eine Magnesiumsupplementierung zusätzlich zu verringerten HOMA-IR-Werten (HOMA-IR: Homeostasis Model Assessment-Insulin Resistance) führte [4]. Eine weitere Metaanalyse mit 6 randomisierten kontrollierten Studien (RCTs) bei Menschen mit hohem Diabetesrisiko zeigte, dass die Magnesiumsupplementierung eine signifikante Verbesserung der Plasma-Glukosekonzentrationen nach einem 2-stündigen oralen Glukosetoleranztest sowie eine tendenzielle Senkung der Werte des HOMA-IR mit sich brachte. Die Magnesiumeinnahme verbessert somit die Parameter der Insulinsensitivität bei Personen mit hohem Diabetesrisiko [5].

Eine systematische Übersichtsarbeit und Metaanalyse von 21 RCTs von Simental-Mendia et al. fand, dass eine Magnesiumsupplementierung über ≥ 4 Monate den HOMA-Index und die Nüchternglukose bei nicht-diabetischen Probanden im Vergleich zu einer Supplementierungsdauer < 4 Monate verbesserte [6]. Ebenso konnte ein weiterer Review von 8 klinischen Studien belegen, dass eine Supplementierung mit Magnesium die Nüchternglukosekonzentration im Serum positiv beeinflusst, ebenso wie die Nüchterninsulinkonzentration, und bestätigte die Reduktion des HOMA-Index [4].

Die Metaanalyse von Dibaba et al. hat gezeigt, dass eine Magnesiumsupplementierung den Blutdruck bei Personen mit Insulinresistenz, Prädiabetes oder anderen nicht übertragbaren chronischen Krankheiten signifikant senkt (Dosierung 365–450 mg/Mg täglich) [7].

Ein Großteil der Supplementationsstudien wurde bei Personen mit einer Hypomagnesiämie durchgeführt. Es existieren nur wenige Studien, die einen Effekt von Magnesium bei Probanden mit Insulinresistenz und normalen Magnesiumwerten untersucht haben. Hierbei sind die Ergebnisse inkonsistent. Einerseits konnte die Einnahme von Magnesium die Nüchternplasmaglukose- und Insulin-Indizes auch bei normomagnesiämischen, übergewichtigen, nicht-diabetischen Probanden verbessern [8]. Bei koreanischen Erwachsenen konnte dieses Ergebnis jedoch nicht bestätigt werden [9]. Dies beruht eventuell auf unterschiedlichen Studiendesigns hinsichtlich Dauer der Supplementierung, Dosierung und Magnesiumformulierungen wie auch dem ethnischen Hintergrund.

Magnesiumsupplementierung bei T2D

T2D geht häufig mit einer veränderten Magnesiumhomöostase einher und die diätetische Magnesiumaufnahme ist umgekehrt dosisabhängig mit dem T2D-Risiko verbunden. Epidemiologische Studien belegen die hohe Prävalenz einer Hypomagnesiämie bei T2D-Patienten. Ein Magnesiummangel bei Diabetikern wird hauptsächlich durch eine geringe Aufnahme und einen erhöhte Magnesiumausscheidung über den Urin verursacht, was wahrscheinlich auf eine eingeschränkte Nierenfunktion zurückzuführen ist. Dieser schlechte Magnesiumstatus hat wiederum negative Effekte auf die glykämische Kontrolle und verschlechtert die Stoffwechselsituation des Diabetikers. Neuere Erkenntnisse zeigen, dass eine Hypomagnesiämie stark mit dem Fortschreiten von T2D assoziiert ist [10]. Die Prävalenz der Hypomagnesiämie bei Diabetikern beträgt 50–65 % [11]. Die aktuelle Übersichtsarbeit und Metaanalyse mit 16 inkludierten Studien belegt, dass eine Magnesiumsupplementierung bei T2D die Magnesiumserumkonzentration signifikant erhöht [12].

Einer Metaanalyse von 26 Studien zufolge war eine höhere Magnesiumzufuhr mit einem um 22 % geringeren Risiko für T2D verbunden. Das Risiko verringerte sich um 6 % für jede Erhöhung der täglichen Magnesiumaufnahme um 100 mg [13].

Innerhalb dieser Übersichtsarbeit konnte bestätigt werden, dass eine Magnesiumsupplementierung die Nüchternplasmaglukosekonzentration, das Ergebnis des 2-stündigen oralen Glukosetoleranztests, die Nüchterninsulinkonzentration und den HOMA-Index signifikant reduzierte. Die Schlussfolgerung der Autoren besagt, dass die Magnesiumzufuhr eine inverse Dosis-Wirkungs-Assoziation mit der T2D-Inzidenz aufweist und eine Supplementierung in Bezug auf die Glukoseparameter bei T2D/Hochrisikopersonen ratsam ist.

Bei Diabetes und Personen mit hohem Diabetesrisiko verbesserte eine Magnesiumsupplementierung die Nüchternplasmaglukosewerte deutlich. Die Einbeziehung von Patienten mit hohem Diabetesrisiko innerhalb dieser Analyse zeigte, dass eine orale Magnesiumsupplementierung nicht nur die Plasmaglukose nach 2 h oralem Glukosetoleranztest verbesserte, sondern auch die Nüchternplasmaglukosewerte und HOMA-IR signifikant senkte. In dieser systematischen Überprüfung und Metaanalyse wurden 25 placebokontrollierte RCTs einbezogen [14].

Eine Magnesiumsupplementierung mit 500 mg pro Tag zeigt eine mäßige Senkung des HbA1c bei starker Evidenzlage ebenso wie einen mäßigen Effekt auf die Nüchternglukosewerte bei einer Supplementierung von 360 mg pro Tag für 24 Wochen mit starker Evidenzlage. Diese Ergebnisse gehen aus einer Analyse von 18 RCTs hervor [15].

Eine Metaanalyse von RCTs aus dem Jahre 2016 hat herausgefunden, dass eine orale Magnesiumsupplementierung den HOMA-IR-Index deutlich verbessert, aber keinen signifikanten Einfluss auf die Plasmakonzentrationen von Glukose, Insulin und HbA1c sowohl bei Diabetikern als auch bei Nicht-Diabetikern hat. Allerdings verbesserte die orale Magnesiumergänzung in der Untergruppe der Studien mit Supplementierungsperioden von 4 Monaten oder mehr sowohl die Nüchternglukosekonzentration als auch den HOMA-IR-Index signifikant im Vergleich zu der Untergruppe mit Supplementierungsperioden von weniger als 4 Monaten [6].

Weitere Übersichtsarbeiten zeigen, dass eine Magnesiumsupplementierung bei Diabetikern einen signifikant positiven Einfluss auf die Blutfettwerte als auch auf den systolischen und diastolischen Blutdruck hat [16, 17].

Magnesium und Spätfolgen des Diabetes

Diabetes ist mit einem erhöhten Risiko für die Entwicklung vaskulärer Komplikationen verbunden, die zur Morbidität und Mortalität der Patienten beitragen (Abb. 3). Eine unzureichende Blutzucker- und Blutdruckkontrolle führt zu vaskulären Komplikationen, die große (makrovaskuläre), kleine (mikrovaskuläre) Gefäße oder beides beeinträchtigen. Die makrovaskulären Komplikationen können zu einer 2- bis 4-fach höheren Inzidenz von zerebrovaskulärem Schlaganfall, koronarer Herzkrankheit und peripherer Gefäßerkrankung führen. Mikrovaskuläre Komplikationen tragen zur diabetischen Retinopathie (Augenerkrankung), diabetischen Neuropathie (Nervenschädigung) und diabetischen Nephropathie (Nierenerkrankung) bei. Diabetiker mit mikro- und makrovaskulären Komplikationen haben einen niedrigeren Magnesiumserumspiegel als Diabetiker ohne Komplikationen und als gesunde Menschen.

Die diabetische Retinopathie tritt bei niedrigem Magnesiumstatus häufiger auf und ebenso mit höherem Schweregrad als bei Diabetikern mit gutem Magnesiumspiegel. Eine Hypomagnesiämie ist bei Patienten mit diabetischer Retinopathie häufiger anzutreffen und führt dazu, dass sich das Risiko für diese Spätfolge fast um das Vierfache erhöht. Das Serummagnesium korreliert mit dem Schweregrad

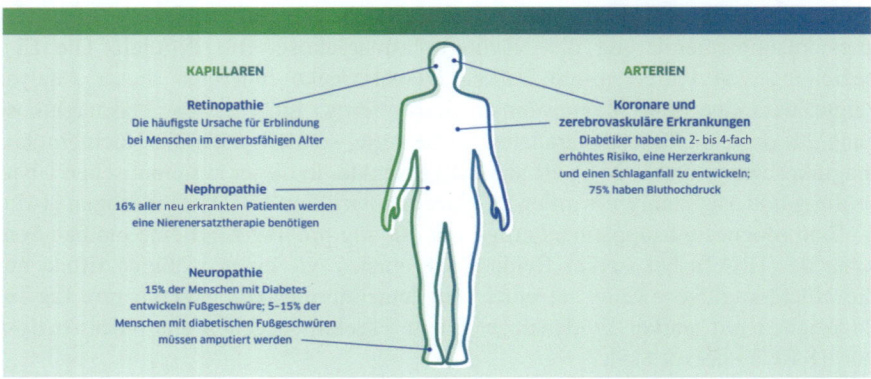

Abb. 3 Makrovaskuläre und mikrovaskuläre Komplikationen bei Diabetes

der Retinopathie: Jede Erhöhung des Serummagnesiums um 0,1 mmol/l senkt das Risiko einer sehkraftbedrohenden diabetischen Retinopathie um 23 %.

Auch bei Patienten mit diabetischer Neuropathie (Fußgeschwüren) ist das Serummagnesium signifikant niedriger. Ein niedriger Magnesiumgehalt im Serum erhöht das Risiko eines Fußgeschwürs fast um das Dreifache. Bei Patienten mit diabetischer Neuropathie (diabetisches Fußgeschwür) führte eine Magnesiumsupplementierung zu einem signifikanten Rückgang der Ulkusparameter sowie zu einer signifikanten Verbesserung der Nüchternplasmaglukose, des Seruminsulins und HbA1c-Wertes. Die gleichzeitige Verabreichung von Magnesium und Vitamin E führte zu ähnlichen Ergebnissen: Verringerung der Länge, Breite und Tiefe der Geschwüre sowie einer verbesserten glykämischen Kontrolle.

Dies gilt auch für Patienten mit diabetischer Nephropathie. Hypomagnesiämie wird mit dem Fortschreiten der diabetischen Nephropathie in Verbindung gebracht, und Patienten mit Serummagnesium < 0,75 mmol/l haben ein 2,12-fach höheres Risiko, eine Nierenerkrankung im Endstadium zu entwickeln, als Patienten mit einem Serum- Magnesiumwert von > 0,75 mmol/l. Eine Magnesiumsupplementierung verbesserte sowohl die Nierenwerte als auch das Lipidprofil und die Lebensqualität der Patienten [18].

Magnesiumsupplementierung bei MetS

Während die Magnesiumaufnahme in der Gesamtbevölkerung alles andere als optimal ist, ist die Situation bei MetS-Patienten noch schlimmer. Nur etwa 24–30 % der Menschen mit MetS erfüllen die täglich empfohlene Zufuhr von Magnesium über die Nahrung [19]. Bei jeder einzelnen Erkrankung des MetS wurde durchgängig ein Magnesiummangel diagnostiziert. Umgekehrt besteht bei Personen mit Magnesiummangel ein höheres Risiko, eine dieser Stoffwechselerkrankungen zu entwickeln.

Eine Metaanalyse von 10 Studien (insgesamt 30.092 Teilnehmer) ergab, dass mit jeder Erhöhung der Magnesiumaufnahme um 150 mg pro Tag das MetS-Risiko um 12 % sinkt [20]. In einer kleineren Metaanalyse von 6 Studien (24.473 Teilnehmer) wurde ein noch stärkerer Zusammenhang nachgewiesen, nämlich ein Rückgang des MetS-Risikos um 17 % für jede 100-mg-Erhöhung der Magnesiumaufnahme [21]. In Übereinstimmung damit ist laut einer Metaanalyse von 9 Studien mit 31.876 Teilnehmern eine höhere Magnesiumzufuhr mit einem geringeren MetS-Risiko verbunden [22].

Obwohl die Rolle von Magnesium bei MetS unbestritten ist, wurden nicht viele Studien durchgeführt, die die möglichen positiven Effekte einer Magnesiumsupplementierung untersuchen. Hierbei ist zu erwähnen, dass im Gegensatz zu Prädiabetes und T2D eine Magnesiumsupplementierung bei MetS ein weniger klares Bild hinsichtlich eines günstigen Einflusses zeigt. Bei vielen Studien kann der Magnesiumstatus zu Beginn ausschlaggebend sein, d. h., ob die eingeschlossenen Probanden einen Magnesiummangel haben oder nicht. Leider wurden oftmals keine Subgruppenanalysen auf den Magnesiumstatus durchgeführt.

Die systematische Übersichtsarbeit einer mexikanischen Forschergruppe mit inkludierten 27 RCTs zeigt, dass ca. die Hälfte der klinischen Studien einen positiven Effekt der Magnesiumeinnahme auf mindestens eine der Komponenten des MetS (hoher Blutdruck, Hyperglykämie, Hypertriglyceridämie, HDL-Cholesterinspiegel und Insulinsensitivität) hat [23]. Zusätzlich bestätigt die Metaanalyse von Askari et al., dass eine Magnesiumsupplementierung zu einer erheblichen Reduktion des Body-Mass-Indexes (BMI) führt, die hauptsächlich bei Personen mit Magnesiummangel, insulinresistenzassoziierten Störungen und Adipositas zu Beginn der Studie zu tragen kam. Eine Veränderung des Körpergewichts und des Taillenumfangs waren in bestimmten Untergruppen erkennbar [24].

Magnesiumsupplementierung bei Typ-1-Diabetes

Typ-1-Diabetes liegt vor, wenn der Körper kein Insulin produziert (Autoimmunerkrankung) und dieses per Spritze oder Insulinpumpe mehrmals täglich appliziert werden muss. Auch bei Typ-1-Diabetes ist eine Magnesiumsupplementierung sinnvoll. Eine aktuelle Metaanalyse und Übersichtsarbeit konnte zeigen, dass ein Zusammenhang zwischen einem niedrigen Magnesiumspiegel und einer schlechten glykämischen Kontrolle bei Typ-1-Diabetikern besteht. Zusätzlich war der schlechte Magnesiumstatus mit höheren Triglycerid-, Gesamt-Cholesterin- und LDL-Werten als auch niedrigen HDL-Werten assoziiert [25].

Die Korrektur der Hypomagnesiämie durch eine orale Magnesiumsupplementierung bei Kindern mit Typ-1-Diabetes ist mit einer Optimierung der Blutzuckerkontrolle und einer Verringerung der atherogenen Lipidfraktion sowie einer Erhöhung der schützenden Lipidfraktion verbunden [26].

> **Fazit**
>
> Sowohl zur Prävention als auch zur Therapie bei Typ-2-Diabetes, dessen Vorstufen und dem metabolischen Syndrom sowie bei bestehendem Typ-1-Diabetes ist eine regelmäßige Supplementierung von 300–500 mg Magnesium pro Tag empfehlenswert. Die Dosierung kann in Einzelfällen auch höher liegen und sollte individuell angepasst werden. Eine orale Magnesiumsupplementierung ist kostengünstig, effektiv und mit geringen Nebenwirkungen verbunden. Zusätzlich ist Magnesium gut kombinierbar mit den gängigen Antidiabetika (Metformin, Glitazone, Sulfonylharnstoffe, Glinide, Insulin) und Antihypertensiva.

Literatur

1. Barbagallo M, Veronese N, Dominguez LJ (2022) Magnesium in type 2 diabetes mellitus, obesity, and metabolic syndrome. Nutrients 14(3):714
2. Ebrahimi Mousavi S et al (2021) Association between magnesium concentrations and prediabetes: a systematic review and meta-analysis. Sci Rep 11(1):24388
3. Hruby A et al (2014) Higher magnesium intake reduces risk of impaired glucose and insulin metabolism and progression from prediabetes to diabetes in middle-aged americans. Diabetes Care 37(2):419–427
4. Morais JBS et al (2017) Effect of magnesium supplementation on insulin resistance in humans: a systematic review. Nutrition 38:54–60
5. Veronese N et al (2016) Effect of magnesium supplementation on glucose metabolism in people with or at risk of diabetes: a systematic review and meta-analysis of double-blind randomized controlled trials. Eur J Clin Nutr 70(12):1463
6. Simental-Mendia LE et al (2016) A systematic review and meta-analysis of randomized controlled trials on the effects of magnesium supplementation on insulin sensitivity and glucose control. Pharmacol Res 111:272–282
7. Dibaba DT et al (2017) The effect of magnesium supplementation on blood pressure in individuals with insulin resistance, prediabetes, or noncommunicable chronic diseases: a meta-analysis of randomized controlled trials. Am J Clin Nutr 106(3):921–929
8. Mooren FC et al (2011) Oral magnesium supplementation reduces insulin resistance in non-diabetic subjects – a double-blind, placebo-controlled, randomized trial. Diabetes Obes Metab 13(3):281–284
9. Lee S et al (2009) Effects of oral magnesium supplementation on insulin sensitivity and blood pressure in normo-magnesemic nondiabetic overweight Korean adults. Nutr Metab Cardiovasc Dis 19(11):781–788
10. Piuri G et al (2021) Magnesium in obesity, metabolic syndrome, and type 2 diabetes. Nutrients 13(2):320
11. Paladiya R et al (2021) Association of low magnesium level with duration and severity of type 2 diabetes. Cureus 13(5):e15279
12. Zamani M, Haghighat N (2022) The effects of magnesium supplementation on serum magnesium and calcium concentration in patients with type 2 diabetes: a systematic review and meta-analysis of randomized controlled trials. Clin Nutr Res 11(2):133–145
13. Zhao B et al (2020) Association of magnesium consumption with type 2 diabetes and glucose metabolism: a systematic review and pooled study with trial sequential analysis. Diabetes Metab Res Rev 36(3):e3243

14. Veronese N et al (2022) Oral magnesium supplementation for treating glucose metabolism parameters in people with or at risk of diabetes: a systematic review and meta-analysis of double-blind randomized controlled trials. Nutrients 13(11):4074
15. Asbaghi O et al (2022) The effects of oral magnesium supplementation on glycaemic control in patients with type 2 diabetes: a systematic review and dose-response meta-analysis of controlled clinical trials. Br J Nutr 128(12):2363–2372
16. Asbaghi O et al (2021) The effects of magnesium supplementation on lipid profile among type 2 diabetes patients: a systematic review and meta-analysis of randomized controlled trials. Biol Trace Elem Res 199(3):861–873
17. Xu L et al (2022) Effects of magnesium supplementation on improving hyperglycemia, hypercholesterolemia, and hypertension in type 2 diabetes: a pooled analysis of 24 randomized controlled trials. Front Nutr 9:1020327
18. Halawa N et al (2023) Impact of magnesium supplementation on clinical outcome and disease progression of patients with diabetic nephropathy: a prospective randomized trial. Ther Adv Chronic Dis 14:20406223231214640
19. Wang J et al (2013) Dietary magnesium intake improves insulin resistance among non-diabetic individuals with metabolic syndrome participating in a dietary trial. Nutrients 5(10):3910–3919
20. Ju SY et al (2014) Dietary magnesium intake and metabolic syndrome in the adult population: dose-response meta-analysis and meta-regression. Nutrients 6(12):6005–6019
21. Dibaba DT et al (2014) Dietary magnesium intake and risk of metabolic syndrome: a meta-analysis. Diabet Med 31(11):1301–1309
22. Sarrafzadegan N et al (2016) Magnesium status and the metabolic syndrome: a systematic review and meta-analysis. Nutrition 32(4):409–417
23. Guerrero-Romero F, Jaquez-Chairez FO, Rodriguez-Moran M (2016) Magnesium in metabolic syndrome: a review based on randomized, double-blind clinical trials. Magnes Res 29(4):146–153
24. Askari M et al (2020) The effects of magnesium supplementation on obesity measures in adults: a systematic review and dose-response meta-analysis of randomized controlled trials. Crit Rev Food Sci Nutr 1–17; 61(17):2921–2937.
25. Rodrigues AK, Melo AE, Domingueti CP (2020) Association between reduced serum levels of magnesium and the presence of poor glycemic control and complications in type 1 diabetes mellitus: a systematic review and meta-analysis. Diabetes Metab Syndr 14(2):127–134
26. Shahbah D et al (2017) Oral magnesium supplementation improves glycemic control and lipid profile in children with type 1 diabetes and hypomagnesaemia. Medicine (Baltimore) 96(11):e6352

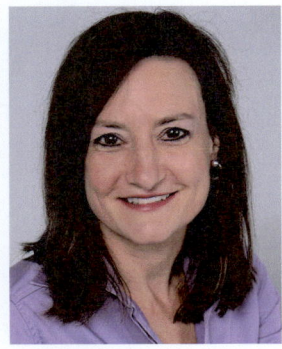

Dr. rer. nat. Tanja Werner, geboren 1979, studierte Ernährungswissenschaft an der Technischen Universität München mit dem Schwerpunkt Biomedizin. Die anschließende Promotion erfolgte im Fach „Biofunktionalität der Lebensmittel". Als Wissenschaftlerin ist Sie heute in der Industrie beschäftigt, sowie als Koautorin von Fachpublikationen und Dozentin an Universitäten tätig. Ihre Arbeitsgebiete umfassen die Biochemie und Pathophysiologie von Mineralstoffen, Spurenelementen und Vitaminen als auch den gesamten Bereich des Säure-Basen-Haushaltes. In diesem Gebiet ist sie auch zweifache

Patentinhaberin. Frau Dr. Werner ist Mitglied der Gesellschaft für Magnesium-Forschung e. V. und der Gesellschaft für Mineralstoffe und Spurenelemente e. V., sowie stellvertretende Vorsitzende im Ausschuss Selbstmedikation des Bund der Pharmazeutischen Industrie (BPI) vertreten.

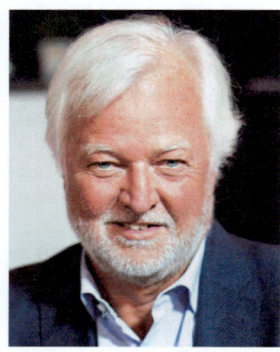

Prof. Dr. rer. nat. Jürgen Vormann, Jahrgang 1953, studierte Ernährungswissenschaften an der Universität Hohenheim/Stuttgart, wo er auch in Pharmakologie und Toxikologie der Ernährung promovierte. Er habilitierte sich für Biochemie am Institut für Molekularbiologie und Biochemie des Universitätsklinikums Benjamin Franklin der Freien Universität Berlin und wurde dort zum apl. Professors ernannt. Seine Arbeitsschwerpunkte sind: Biochemie und Pathophysiologie pharmakologisch wirksamer Lebensmittelinhaltsstoffe, Magnesium und gesundheitliche Wirkungen, Säure-Basen-Stoffwechsel. Er hat mehr als 280 Publikationen in wissenschaftlichen Zeitschriften, Monographien und Lehrbüchern verfasst. Prof. Vormann ist Leiter des Instituts für Prävention und Ernährung (IPEV) in Ismaning/München. Darüber hinaus ist er seit 2023 Leiter des Bereichs Ernährung an der Deutschen Berufsakademie-Sport und Gesundheit in Baunatal/Kassel. Prof. Vormann war Präsident der Deutschen Gesellschaft für Magnesium-Forschung und Vorsitzender der Gordon Research Conference "Magnesium in Biochemical Processes and Medicine", Ventura, USA, und ist Mitglied in den Beiräten verschiedener Ernährungsorganisationen

Magnesium in der Gynäkologie

Jürgen Vormann und Tanja Werner

Magnesium ist ein Mineralstoff, der in jeder Körperzelle für die physiologischen Funktionen unabdingbar ist. Generell ist die Versorgung mit Magnesium häufig unzureichend. Es gibt immer mehr Hinweise darauf, dass Magnesiummangel eine wichtige Rolle bei verschiedenen physiologischen Zuständen spielt (Abb. 8.1), die während der Lebensspanne von Frauen auftreten und ihre Gesundheit und Lebensqualität bedrohen [1]. Schätzungsweise nehmen 22 Mio. europäische Frauen orale Kontrazeptiva ein, die nachweislich den Serum-Magnesiumspiegel beeinflussen. Das bei der Einnahme von oralen Kontrazeptiva erhöhte Thromboserisiko geht einher mit einem veränderten Kalzium/Magnesium-Verhältnis, wodurch Gerinnungsparameter ungünstig beeinflusst werden [2]. Eine ausreichende Magnesiumzufuhr kann diesem Risiko entgegenwirken.

Aber auch bei älteren Frau nach der Menopause kann ein optimaler Magnesiumstatus dazu beitragen, vielfältigen Symptomen entgegenzuwirken, die z. B. mit Entzündungsphänomenen zusammenhängen oder Osteoporose verursachen können [3]. In klinischen Studien konnte gezeigt werden, dass Magnesiummangel mit Krankheiten und Zuständen wie

- Dysmenorrhoe,
- prämenstruellem Syndrom (PMS),
- polycystischem Ovarialsyndrom (PCOS),
- klimakterischem Syndrom,
- Osteoporose,
- Einnahme von kombinierten oralen Kontrazeptiva (KOK) und
- menopausaler Hormontherapie (MHT)

verbunden ist.

Text: Jürgen Vormann, Ergänzungen: Tanja Werner

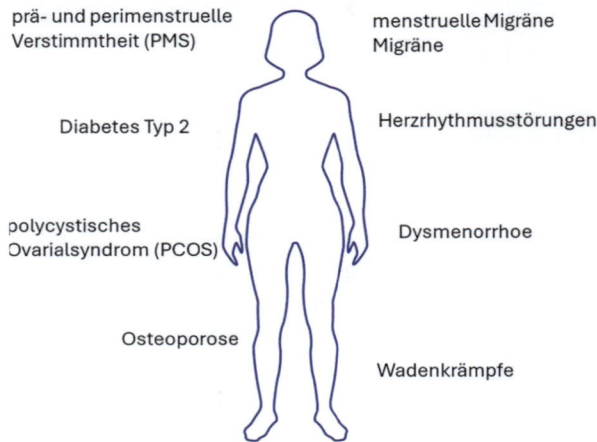

Abb. 8.1 Magnesiummangel und Frauengesundheit

Natürlich ist auch eine Schwangerschaft mit erhöhtem Magnesiumbedarf verbunden. Die Prävalenz eines Magnesiummangels in verschiedenen Kohorten von Frauen im gebärfähigen Alter beträgt weltweit bis zu 70 %. Untersuchungen aus Deutschland zeigten bei Verwendung von niedrigen Grenzwerten für die Serum-Magnesiumkonzentration eine Prävalenz von Serum-Magnesiumdefizit bei Frauen zwischen 2,5 % und 15 %, wenn man Frauen aller Altersgruppen betrachtet. Bei jungen Frauen (18–22 Jahre) betrug sie jedoch etwa 20 %. Würde man den heute empfohlenen unteren Grenzwert für die Serum-Magnesiumkonzentration von 0,85 mmol/l anwenden, so wäre der Prozentsatz erheblich höher. Daraus ergibt sich, dass gerade bei jungen Frauen zu Beginn der Schwangerschaft bereits häufig ein Magnesiumdefizit vorliegt [4].

Prämenstruelles Syndrom (PMS)/Dysmenorrhoe

Das prämenstruelle Syndrom (PMS) ist eine Störung des Menstruationszyklus mit psychischen und physischen Symptomen, die in der späten Lutealphase auftreten. Die Hauptsymptome sind Schwindel, Herzklopfen, Kopfschmerzen, Ödeme, Spannungen der Brust, Bauchschmerzen, Angstzustände, depressive Verstimmung, Unruhe und Aggressionen. PMS und Regelschmerzen (Dysmenorrhoe) treten bei bis zu 25 % junger Frauen auf. 3–8 % der betroffenen Frauen leiden unter schweren Symptomen, wodurch diese Störung als eine der am stärksten behindernden Störungen während des fruchtbaren Lebens von Frauen beschrieben wurde. Die mit der PMS verbundenen Symptome wie Stimmungsschwankungen, Müdigkeit und Flüssigkeitsveränderungen finden sich ähnlich auch im Magnesiummangel. Zudem zeigten mehrere Studien, dass der Magnesiumstatus bei Frauen mit PMS niedriger war als bei Frauen ohne, insbesondere in Bezug auf den intrazellulären Magnesiumgehalt von Erythrozyten und Leukozyten. Eine Magnesiumsupplementierung ist daher als vorbeugender und therapeutischer Ansatz für PMS sinnvoll. In einer placebokontrollierten Studie bei Frauen mit PMS, die mit Magnesium bzw. Placebo behandelt wurden, nahmen die Symptome des prämenstruellen Syndroms unter Magnesiumgabe, aber nicht im Placebo-Arm ab. Die Magnesiumsupplementierung führte zudem zu einer signifikant erhöhten intrazellulären Magnesiumkonzentration [5].

Mit der Menstruation zusammenhängende Migräneanfälle gehören ebenfalls zu den Symptomen der PMS. Gerade bei diesen Betroffenen ist ein Versuch mit einer Magnesiumsupplementierung angezeigt. In Studien wurde über eine deutliche Abnahme der Schmerzsymptome nach Magnesiumgabe berichtet. Darüber hinaus verbesserte eine Magnesiumergänzung auch die prämenstruellen Symptome, was durch eine Abnahme der MDQ-Werte (Menstrual Distress Questionnaire) belegt wurde [6]. Messungen ergaben, dass die intrazellulären Konzentrationen von Magnesium bei Patienten mit Menstruationsmigräne vor der Behandlung mit Magnesium verringert waren, während der Behandlung jedoch anstiegen [5]. Die Ergebnisse dieser Studie legen nahe, dass die Einnahme von Magnesium bei Frauen mit Menstruationsmigräne eine wirksame Prophylaxe darstellt – und dass ein Magnesiummangel die zugrunde liegende Ursache sein könnte.

Weitere Untersuchungen zeigten, dass Magnesium auch bei Frauen mit Dysmenorrhoe angewendet werden kann. In verschiedenen klinischen Untersuchungen verbesserte eine orale Magnesiumsupplementierung die klinischen Symptome dieser Erkrankung signifikant [7].

Polzystisches Ovarialsyndrom (PCOS)

PCOS ist eine der häufigsten endokrinen Erkrankungen bei Frauen im gebärfähigen Alter. Die Prävalenz von PCOS liegt bei etwa 4–21 %, abhängig von den verschiedenen verwendeten diagnostischen Kriterien. Das wichtigste klinische Risiko im Zusammenhang mit PCOS ist Unfruchtbarkeit aufgrund von Ovulationsstörungen. Zu den Langzeitkomplikationen von PCOS gehören vor allem Diabetes, Herz-Kreislauf-Erkrankungen und das metabolische Syndrom. Frauen mit PCOS haben verschiedene Symptome, darunter Hirsutismus (übermäßige Behaarung), Hyperandrogenämie (erhöhte Androgenproduktion) und Schlafstörungen, die die Lebensqualität beeinträchtigen [1]. Neuere Erkenntnisse deuten darauf hin, dass Frauen mit PCOS im Vergleich zu gesunden Frauen oft einen niedrigere Serum-Magnesiumkonzentration aufweisen und umgekehrt eine geringe Serum-Magnesiumkonzentration das Risiko für PCOS erheblich erhöht [8]. Darüber hinaus ergaben Einzelbeobachtungen, dass Magnesiumgabe zu einer Verringerung der PCOS-Symptome beitragen kann. Weitere Studien zeigten, dass bei PCOS-Betroffenen die Serum-Magnesiumkonzentration bei Frauen ohne Hirsutismus höher war als bei Frauen mit Hirsutismus. Nach gemeinsamer Supplementierung von Magnesium und Vitamin E wurde eine Verbesserung des

Hirsutismus gefunden [9]. Ebenfalls konnte bei Frauen mit PCOS in einer Kohortenstudie eine Verbindung zwischen geringer Magnesiumaufnahme über die Nahrung und Hyperandrogenämie gezeigt werden. In ähnlicher Weise gab es einen umgekehrten Zusammenhang zwischen der Serum-Magnesium- und Testosteronkonzentration bei Patientinnen mit PCOS. Eine der Hauptursachen für PCOS ist eine Insulinresistenz. In Folge dieser Befunde und der Tatsache, dass Magnesium einen erheblichen Einfluss auf die Insulinresistenz hat und diese eine der Hauptursachen beim PCOS ist, wurde in einer placebokontrollierten Doppelblindstudie der Effekt einer Magnesiumsupplementierung untersucht. Im Vergleich zu Placebo wurde bei den PCOS-Patientinnen eine signifikante Senkung der Serum-Insulinkonzentration und der Insulinresistenz beobachtet [10]. Hierzu passen Ergebnisse einer ebenfalls placebokontrollierten Supplementierungsstudie, bei der in der Magnesiumgruppe eine deutliche Verbesserung von Parametern des Lipidstoffwechsels gefunden wurde [11].

Weitere Untersuchungen müssen zeigen, ob eine Magnesiumsupplementierung auch das größte Problem bei der PCOS, die Infertilität, günstig beeinflussen kann. Auf jeden Fall sollte bei Patientinnen mit PCOS der Magnesiumstatus beachtet und ein Mangel ausgeglichen werden.

Magnesium und Menopause

Die Menopause, eine natürliche biologische Phase im Leben einer Frau, markiert das Ende der Fruchtbarkeit und geht mit erheblichen hormonellen Veränderungen einher. Diese Veränderungen, insbesondere der Rückgang von Östrogen und Progesteron, beeinflussen zahlreiche physiologische Prozesse und können zu verschiedenen Symptomen führen, wie Hitzewallungen, Schlafstörungen, Stimmungsschwankungen, Osteoporose und kardiovaskulären Problemen. In diesem Zusammenhang wird Magnesium zunehmend als ein Nährstoff diskutiert, der eine unterstützende Rolle bei der Bewältigung von menopausalen Symptomen spielt. Psychische Symptome wie Depressionen, Angstzustände und Stimmungsschwankungen sind während der Menopause häufig. Als „Anti-Stress-Mineral" spielt Magnesium eine wichtige Rolle bei der Regulation von Neurotransmittern wie Serotonin, das mit positiven Empfindungen verbunden ist. Ein Magnesiummangel kann zu einer Dysregulation dieser Neurotransmitter führen und somit depressive Verstimmungen begünstigen. Studien legen nahe, dass eine Erhöhung der Magnesiumzufuhr die Stimmung stabilisieren und depressive Symptome lindern kann [12].

Ein zentrales Problem in der Menopause ist der Verlust an Knochendichte, der zu Osteoporose führen kann. Der Rückgang des Östrogens beschleunigt den Knochenabbau und verringert die Fähigkeit des Körpers, Kalzium in die Knochen einzubauen. Magnesium spielt eine Schlüsselrolle bei der Umwandlung von Vitamin D in seine aktive Form, welches für die Kalziumaufnahme wichtig ist. Studien zeigen, dass eine ausreichende Magnesiumzufuhr das Risiko von Osteoporose verringern kann, indem es die Knochenmineraldichte unterstützt [13]. Aus vielfältigen

Untersuchungen konnte übereinstimmend eine Verbindung von niedriger Serum-Magnesiumkonzentration mit erhöhtem Osteoporoserisiko gezeigt werden. Ebenso zeigen alle verfügbaren Supplementierungsstudien einen positiven Einfluss sowohl auf Knochendichte als auch auf Frakturrisiko bei zusätzlicher Gabe von Magnesium [14]. Die Menopause ist zudem mit einem erhöhten Risiko für kardiovaskuläre Erkrankungen verbunden, was teilweise auf den Verlust der protektiven Wirkung von Östrogen zurückzuführen ist. Magnesium hat blutdrucksenkende Eigenschaften und kann die Herzfunktion unterstützen. Es wirkt als natürlicher Kalziumkanalblocker und hilft, die glatte Muskulatur der Blutgefäße zu entspannen und den Blutdruck zu senken. Eine ausreichende Magnesiumversorgung kann daher dazu beitragen, das kardiovaskuläre Risiko bei Frauen in der Menopause zu reduzieren.

Schlafstörungen sind ein weiteres häufiges Symptom in der Menopause. Magnesium fördert die Entspannung und hat beruhigende Eigenschaften, indem es den Parasympathikus aktiviert, der den Körper in einen Ruhezustand versetzt. Zudem unterstützt Magnesium die Regulation von Melatonin, dem Hormon, das den Schlaf-Wach-Rhythmus steuert. Untersuchungen haben gezeigt, dass eine ausreichende Magnesiumzufuhr die Schlafqualität verbessern und die Häufigkeit von Schlafstörungen reduzieren kann [15].

Insgesamt gesehen ist ein Magnesiumdefizit mit erheblichen Problemen der Menopause verbunden, die durch ausreichende Magnesiumzufuhr deutlich vermindert werden können.

Schwangerschaft

Natürlich ist die Schwangerschaft eine Lebensphase, in der insbesondere auf eine gesunde Ernährung geachtet werden muss. Das „Essen für 2" ist zwar nicht notwendig und eine erhöhte Kalorienzufuhr sollte sogar vermieden werden, aber der Bedarf an Mineralstoffen und Vitaminen muss selbstverständlich gedeckt werden. Eine besonders wichtige Rolle spielt auch hier das Magnesium. Der Bedarf an Magnesium steigt während der Schwangerschaft an. Einerseits braucht der wachsende Fötus Magnesium und andererseits muss der Bedarf der Schwangeren für die schwangerschaftsbedingten Gewebsveränderungen und die erhöhten Verluste über die Niere ausgeglichen werden. Eine wesentliche Ursache für den Mehrbedarf von Magnesium in der Schwangerschaft sind renale Verluste. Untersuchungen zeigen, dass die renale Magnesiumausscheidung bei Schwangeren um etwa 20 % erhöht ist. Erklärung hierfür ist die schwangerschaftsbedingte Steigerung des Herz-Minuten-Volumens um fast 40 %, gefolgt von erhöhter Primärharnbildung und nicht adäquater Rückresorption von Magnesium [16]. Es gibt eine Vielzahl von Hinweisen, dass der Magnesiumstatus mit pathologischen Ereignissen in der Schwangerschaft assoziiert ist (Abb. 8.2). So wurde retrospektiv eine signifikant erhöhte Häufigkeit von Frühgeburten, Aborten, Wadenkrämpfen und Dysmenorrhoe bei Müttern von Kindern, die eine Hypomagnesiämie aufwiesen, beschrieben [16].

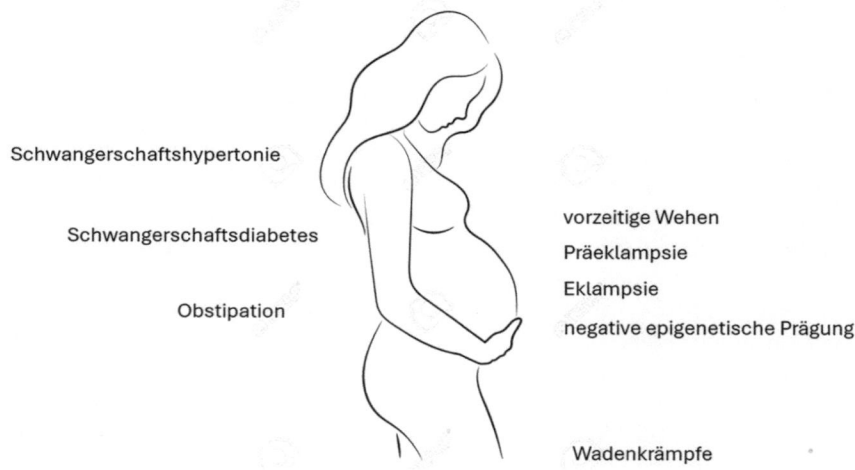

Abb. 8.2 Ungünstige Effekte einer unzureichenden Magnesiumversorgung während der Schwangerschaft

Die Mehrheit der schwangeren Frauen deckt den erhöhten Bedarf nicht. Magnesiummangel während der Schwangerschaft ist mit einem höheren Gesundheitsrisiko sowohl für die Mutter als auch für das Neugeborene verbunden, einschließlich eingeschränktem Wachstum des Fötus, intrauteriner Wachstumseinschränkung, Schwangerschaftsdiabetes, vorzeitigen Wehen und Präeklampsie [17].

Schwangere berichten oft über Symptome wie Muskelkrämpfe, Müdigkeit, Bluthochdruck und Herzrhythmusstörungen. Insbesondere Wadenkrämpfe sind ein häufiges Symptom bei schwangeren Frauen, das mit einer unzureichenden Magnesiumzufuhr in Verbindung gebracht wird. Zudem kann ein Mangel an Magnesium das Risiko für eine Frühgeburt und andere perinatale Komplikationen erhöhen. Daher ist es wichtig, den Magnesiumstatus während der Schwangerschaft zu überwachen und bei Bedarf zu ergänzen. Die empfohlene Tagesdosis für schwangere Frauen liegt bei etwa 350–400 mg pro Tag, abhängig von Alter und Gesundheitszustand. Eine ausreichende Magnesiumzufuhr während der Schwangerschaft ist daher entscheidend für die Gesundheit von Mutter und Kind.

Die Konzentration des Plasmamagnesiums nimmt während einer Schwangerschaft ab. Zum Teil hängt dies mit der Verdünnung des Plasmas zusammen, aber auch der mit fortschreitender Schwangerschaftsdauer wachsende Bedarf des Kindes ist von Bedeutung. Ist die Magnesiumkonzentration bei der Schwangeren vermindert, so kann das erhebliche negative Auswirkungen haben. Beispielsweise steigt im Magnesiummangel die Rate der Frühgeburten und die Entwicklung des Kindes kann beeinträchtigt sein. Bei der Mutter können vermehrt Wadenkrämpfe, aber auch Kopfschmerzen und Unwohlsein auftreten. In verschiedenen klinischen

Studien, in denen Schwangere mit Magnesium supplementiert wurden, zeigte sich eine Verminderung der vorzeitigen Wehentätigkeit, weniger Blutungen, eine reduzierte Anzahl von Tagen im Krankenhaus, geringere Notwendigkeit von intensivmedizinischer Versorgung des Neugeborenen sowie eine Normalisierung des Geburtsgewichts des Kindes in der Gruppe der Schwangeren, die Magnesium erhielten [16].

Das Entstehen von Bluthochdruck ist leider eine häufige Komplikation der Schwangerschaft und stellt einen wichtigen Risikofaktor dar. Wird zusätzlich im Urin der Schwangeren vermehrt Protein gefunden, spricht man von Präeklampsie, die zur Eklampsie, früher auch Gestose oder Schwangerschaftsvergiftung genannt, führen kann, der gefährlichsten Komplikation für Mutter und Kind. Die durch Bluthochdruck und Organschäden, oft an den Nieren, gekennzeichnete Präeklampsie tritt in der Regel nach der 20. Schwangerschaftswoche auf und kann sowohl für die Mutter als auch für das Kind lebensbedrohlich sein. Mehrere Studien belegen eine Verbindung zwischen Mineralstoffstatus und Bluthochdruck/Präeklampsie. Insbesondere Magnesium kommt dabei offensichtlich eine Bedeutung zu, da gezeigt werden konnte, dass Schwangere mit Präeklampsie oft einen schlechten Magnesiumstatus aufweisen. Studien mit sehr unterschiedlichen Versuchsansätzen zeigten, dass die Plasma-Magnesiumkonzentration sowohl bei gesunden Schwangeren, aber insbesondere bei Schwangeren mit Präeklampsie niedriger ist als bei gesunden Nichtschwangeren, ebenso war der Magnesiumgehalt in Erythrozytenmembranen von Schwangeren mit Präeklampsie niedriger als bei gesunden Nichtschwangeren [16]. Über eine geringere Plasma-Magnesiumkonzentration bei Schwangeren mit Präeklampsie im Vergleich zu Schwangeren ohne Präeklampsie wird in zahlreichen neueren Untersuchungen aus verschiedenen Ländern berichtet. Bei Präeklampsie fand man signifikant verminderte Konzentration der ionisierten Magnesiumkonzentration im Gehirn der Schwangeren. Auch molekularbiologische Untersuchungen geben Hinweise auf einen veränderten Magnesiumstatus bei Präeklampsie. Deutliche Unterschiede in der plazentaren Expression verschiedener Magnesiumtransportsysteme bei Schwangeren mit und ohne Präeklampsie wurden beschrieben.

Eine Verbindung zu Magnesium zeigt sich auch daran, dass Magnesiuminfusionen weltweit das Mittel der Wahl in der Behandlung der Eklampsie sind [18]. Des Weiteren wurde festgestellt, dass Schwangere, die in der Frühphase der Schwangerschaft höhere Verluste von Kalzium und Magnesium über den Urin haben, häufiger einen Bluthochdruck entwickeln. Die höheren Verluste deuten auf ein Ungleichgewicht im Mineralstoffstatus hin. Wie eine Studie zeigte, konnte durch Magnesiumzufuhr (300 mg Magnesium täglich als Magnesiumcitrat beginnend mit der 25. Schwangerschaftswoche bis zum Geburtszeitpunkt gegeben) die Wahrscheinlichkeit, einen Bluthochdruck zu entwickeln, im Vergleich zu einer Placebo-Gruppe deutlich gesenkt werden [19]. Diese Untersuchung zeigt, dass trotz eines bei diesen Schwangeren erhöhten Risikos eine Supplementierung mit Magnesiumcitrat ab der 25. Schwangerschaftswoche die Rate von Schwangerschaftshochdruck und damit auch das Präeklampsierisiko bei Schwangeren deutlich vermindern kann. Umfangreiche Studien zeigen darüber hinaus, dass

Magnesiumsulfat als intravenöse Therapie wirksam ist, um schwere Präeklampsie und eklamptische Anfälle zu behandeln. Es wird vermutet, dass Magnesium die vaskuläre Entspannung fördert und den Kalziumeinstrom in die Zellen hemmt, was zu einer Blutdrucksenkung führt. Diese Anwendung von Magnesiumsulfat ist eine etablierte Notfallmaßnahme in der Geburtshilfe. Interessanterweise konnte gezeigt werden, dass in der Plazenta von Schwangeren ein spezifisches Transportsystem vermehrt exprimiert wurde, das für den Efflux von Magnesium aus den Zellen verwendet wird. Ein intrazellulärer Magnesiummangel lässt sich hierdurch erklären [20].

Vorzeitige Wehen, die vor der 37. Schwangerschaftswoche auftreten, stellen ein erhebliches Risiko für Frühgeburten dar. Magnesium kann helfen, vorzeitige Wehen zu verhindern, indem es als Muskelrelaxans wirkt und die Gebärmuttermuskulatur entspannt. In klinischen Situationen kann i.v. verabreichtes Magnesiumsulfat als Tokolytikum verwendet werden, um die Wehen zu hemmen und so Zeit für weitere medizinische Interventionen zu gewinnen. Dies ermöglicht es, das Risiko für Frühgeburten zu reduzieren und die Lungenreifung des Fötus zu fördern [17].

Magnesium ist nicht nur für die Gesundheit der Mutter, sondern auch für die Entwicklung des Fötus von entscheidender Bedeutung. Es spielt eine wichtige Rolle bei der Knochen- und Zahnentwicklung sowie bei der Funktion des zentralen Nervensystems. Ein Magnesiummangel während der Schwangerschaft kann das Risiko für fetale Wachstumsverzögerungen, neurologische Defizite und niedriges Geburtsgewicht erhöhen. Einige Studien legen nahe, dass eine ausreichende Magnesiumzufuhr das Risiko für intrauterine Wachstumsretardierung (IUGR) verringern kann [21].

Zahlreiche Studien seit Beginn der 1980er-Jahre beschäftigen sich mit der Thematik der Magnesiumsupplementation in der Schwangerschaft. Trotz unterschiedlicher Designs, Dosierung, Studienziele und Therapiedauer ergeben sich vielfältige positive Effekte der oralen Magnesiumsupplementierung. In keiner dieser Studien sind ernste Nebenwirkungen beschrieben worden.

Aus diesen Gründen empfiehlt die Gesellschaft für Magnesium-Forschung e. V. eine generelle Magnesiumsupplementierung in der Schwangerschaft, da zudem die Magnesiumzufuhr sicher, nebenwirkungsarm und kostengünstig ist. Die Magnesiumsupplementierung sollte so früh wie möglich beginnen und bis zur Geburt und darüber hinaus fortgesetzt werden, da auch in der Stillzeit der Magnesiumbedarf erhöht ist. Es ist nicht sinnvoll, die Magnesiumsupplementierung einige Wochen vor der Geburt abzusetzen, da ein Einfluss auf den Beginn spontaner Wehentätigkeit am Termin nicht festgestellt werden konnte [16].

Auch für die weitere gesundheitliche Entwicklung der Schwangeren scheint eine gute Magnesiumversorgung von Bedeutung zu sein: Ein niedriger Postpartum-Magnesiumstatus war bei Schwangeren mit Gestationsdiabetes ein signifikanter Prädiktor für die Entwicklung eines manifesten Diabetes Typ 2 in der Folgezeit [22].

Aber nicht nur für den Verlauf der Schwangerschaft und die Gesundheit des Neugeborenen ist Magnesium vor großer Bedeutung. Auch für die weitere Entwicklung des Gesundheitszustandes des Kindes ist eine gute Magnesiumversorgung während der Schwangerschaft von besonderer Bedeutung. Verschiedene Guidelines u. a. der Weltgesundheitsorganisation (WHO) empfehlen zur Verbesserung der Frühgeburtenergebnisse nachdrücklich die Verwendung von Magnesiumsulfat zur Neuroprotektion des Fötus [23].

Aus Tierexperimenten ergab sich, dass ein mütterlicher Magnesiummangel zu einer Zunahme des Körperfetts, Insulinresistenz und beeinträchtigten Glukosetoleranz bei Nachkommen führte. Ebenso wurde ein angstgeprägtes Verhalten der Nachkommen beschrieben. Auch beim Menschen gibt es Hinweise über die Verbindung einer mütterlichen Hypomagnesiämie mit dem Auftreten von metabolischem Syndrom im späteren Leben. Insgesamt deuten die aktuellen Daten darauf hin, dass Magnesiummangel während der Schwangerschaft die epigenetische Dysregulation der Genexpression beim Fötus verursachen kann, was verschiedene metabolische Phänotypen beim Neugeborenen fördert, die während des gesamten Lebens bestehen bleiben können [24].

In der Gesamtsicht der vorhandenen Erkenntnisse zur Bedeutung des Magnesiumstatus während der Schwangerschaft, ist es von herausragender Bedeutung, Schwangere über den besonderen Stellenwert einer guten Magnesiumversorgung zu informieren und für eine ausreichende Magnesiumzufuhr zu sorgen.

Literatur

1. Porri D, Biesalski HK, Limitone A, Bertuzzo L, Cena H (2021) Effect of magnesium supplementation on women's health and well-being. Nfs J 23:30–36
2. Palmery M, Saraceno A, Vaiarelli A, Carlomagno G (2013) Oral contraceptives and changes in nutritional requirements. Eur Rev Méd Pharmacol Sci 17:1804–1813
3. Tonick S, Muneyyirci-Delale O (2016) Magnesium in women's health and gynecology. Open Journal of Obstetrics and Gynecology 06:325
4. Vormann J (2016) Nutrition G for and. Magnesium: nutrition and homoeostasis. AIMS Public Health **3**: 329–340
5. Facchinetti F, Borella P, Sances G, Fioroni L, Nappi R, Genazzani A (1991) Oral magnesium successfully relieves premenstrual mood changes. Obstet Gynecol 78:177–181
6. Blinov DV, Solopova AG, Achkasov EE, Ezhova AA, Kuznetsova AS, Kalashnikova IS et al (2023) The role of magnesium deficiency correction in the rehabilitation of women with climacteric syndrome and surgical menopause: results of the MAGYN study. Obstet, Gynecol Reprod 16:676–691
7. Sebbar E, Naji I, Mezgueldi IE, Choukri M (2023) Intérêt du magnésium dans les douleurs chroniques. Prat en Nutr 19:44–45
8. Luo X, Cai W-Y, Ma H-L, Cong J, Chang H, Gao J-S et al (2021) Associations of serum magnesium with insulin resistance and testosterone in women with polycystic ovary syndrome. Front Endocrinol 12:683040
9. Li R, Li Z, Huang Y, Hu K, Ma B, Yang Y (2022) The effect of magnesium alone or its combination with other supplements on the markers of inflammation, OS and metabolism in women with polycystic ovarian syndrome (PCOS): a systematic review. Front Endocrinol 13:974042
10. Shahmoradi S, Chiti H, Tavakolizadeh M, Hatami R, Motamed N, Ghaemi M (2024) The effect of magnesium supplementation on insulin resistance and metabolic profiles in women

with polycystic ovary syndrome: a randomized clinical trial. Biol Trace Elem Res 202:941–946
11. Satu FK, Deeba F, Banu J, Debnath M, Chowdhury F, Ara KS et al (2023) Effect of magnesium supplementation on insulin resistance in polycystic ovary syndrome: a randomized, single-blind, placebo-controlled trial study. Sch Int J Obstet Gynecol 6:285–296
12. Khashukoeva A, Agaeva Z, Agaeva M, Sukhova T, Moseshvili G, Nurbekova ZK. (2019) The role of magnesium in the treatment of symptoms climacteric syndrome. Medical Counc 162–166
13. Rizzoli R, Chevalley T (2024) Bone health: biology and nutrition. Curr Opin Clin Nutr Metab Care 27:24–30
14. Rondanelli M, Faliva MA, Tartara A, Gasparri C, Perna S, Infantino V et al. (2021) An update on magnesium and bone health. Biometals 1–22
15. Rawji A, Peltier MR, Mourtzanakis K, Awan S, Rana J, Pothen NJ et al (2024) Examining the effects of supplemental magnesium on self-reported anxiety and sleep quality: a systematic review. Cureus 16:e59317
16. Spatling L, Classen H, Kisters K, Liebscher U, Rylander R, Vierling W et al (2017) Supplementation of magnesium in pregnancy. J Pregnancy Child Heal 04:1–6
17. Marín R, Abad C, Rojas D, Chiarello DI, Rangel H, Teppa-Garrán A et al (2023) Magnesium salts in pregnancy. J Trace Elem Miner 4:100071
18. Altman D, Carroli G, Duley L, Farrell B, Moodley J, Neilson J et al (2002) Do women with pre-eclampsia, and their babies, benefit from magnesium sulphate? The Magpie Trial: a randomised placebo-controlled trial. Lancet 359:1877–1890
19. Bullarbo M, Ödman N, Nestler A, Nielsen T, Kolisek M, Vormann J et al (2013) Magnesium supplementation to prevent high blood pressure in pregnancy: a randomised placebo control trial. Arch Gynecol Obstet 288:1269–1274
20. Nestler A, Rylander R, Kolisek M, Nielsen T, Ödman N, Vormann J et al (2013) Blood pressure in pregnancy and magnesium sensitive genes. Pregnancy Hypertension: An International Journal of Women's Cardiovascular Health. https://doi.org/10.1016/j.preghy.2013.09.003. 10.1016/j.preghy.2013.09.003
21. Takaya J, Yamato F, Kaneko K (2006) Possible relationship between low birth weight and magnesium status: from the standpoint of "fetal origin" hypothesis. Magnesium research: official organ of the International Society for the Development of Research on Magnesium 19:63–69
22. Yang SJ, Hwang SY, Baik SH, Lee KW, Nam MS, Park YS et al (2014) Serum magnesium level is associated with type 2 diabetes in women with a history of gestational diabetes mellitus: the Korea National Diabetes Program study. J Korean Med Sci 29:84–89
23. Jayaram PM, Mohan MK, Farid I, Lindow S (2019) Antenatal magnesium sulfate for fetal neuroprotection: a critical appraisal and systematic review of clinical practice guidelines. J Périnat Med 47:262–269
24. Fanni D, Gerosa C, Nurchi VM, Manchia M, Saba L, Coghe F et al (2021) The role of magnesium in pregnancy and in fetal programming of adult diseases. Biol Trace Elem Res 199:3647–3657

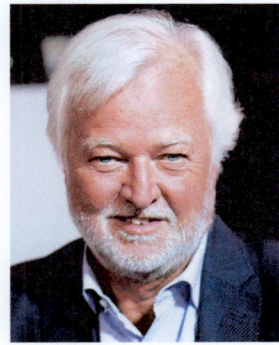

Prof. Dr. rer. nat. Jürgen Vormann, Jahrgang 1953, studierte Ernährungswissenschaften an der Universität Hohenheim/Stuttgart, wo er auch in Pharmakologie und Toxikologie der Ernährung promovierte. Er habilitierte sich für Biochemie am Institut für Molekularbiologie und Biochemie des Universitätsklinikums Benjamin Franklin der Freien Universität Berlin und wurde dort zum apl. Professors ernannt. Seine Arbeitsschwerpunkte sind: Biochemie und Pathophysiologie pharmakologisch wirksamer Lebensmittelinhaltsstoffe, Magnesium und gesundheitliche Wirkungen, Säure-Basen-Stoffwechsel. Er hat mehr als 280 Publikationen in wissenschaftlichen Zeitschriften, Monographien und Lehrbüchern verfasst. Prof. Vormann ist Leiter des Instituts für Prävention und Ernährung (IPEV) in Ismaning/München. Darüber hinaus ist er seit 2023 Leiter des Bereichs Ernährung an der Deutschen Berufsakademie-Sport und Gesundheit in Baunatal/Kassel. Prof. Vormann war Präsident der Deutschen Gesellschaft für Magnesium-Forschung und Vorsitzender der Gordon Research Conference „Magnesium in Biochemical Processes and Medicine", Ventura, USA, und ist Mitglied in den Beiräten verschiedener Ernährungsorganisationen.

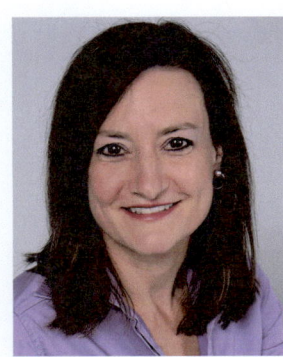

Dr. rer. nat. Tanja Werner, geboren 1979, studierte Ernährungswissenschaft an der Technischen Universität München mit dem Schwerpunkt Biomedizin. Die anschließende Promotion erfolgte im Fach „Biofunktionalität der Lebensmittel". Als Wissenschaftlerin ist Sie heute in der Industrie beschäftigt, sowie als Koautorin von Fachpublikationen und Dozentin an Universitäten tätig. Ihre Arbeitsgebiete umfassen die Biochemie und Pathophysiologie von Mineralstoffen, Spurenelementen und Vitaminen als auch den gesamten Bereich des Säure-Basen-Haushaltes. In diesem Gebiet ist sie auch zweifache Patentinhaberin. Frau Dr. Werner ist Mitglied der Gesellschaft für Magnesium-Forschung e.V. und der Gesellschaft für Mineralstoffe und Spurenelemente e.V., sowie stellvertretende Vorsitzende im Ausschuss Selbstmedikation des Bund der Pharmazeutischen Industrie (BPI) vertreten.

Magnesium und Demenz

Mihai Nechifor und Jürgen Vormann

Demenzerkrankungen stellen aufgrund ihrer Schwere und zunehmenden Prävalenz ein großes Problem für die öffentliche Gesundheit dar. Einigen Studien zufolge sind in vielen Ländern 5–7 % der über 60-Jährigen von Demenz betroffen. Andere Daten zeigen, dass sich die Häufigkeit von Demenzerkrankungen in dieser Altersgruppe in etwa 10 Jahren verdoppeln wird.

Auch jüngere Menschen können von Demenz betroffen sein. Untersuchungen in Großbritannien haben gezeigt, dass bei 54 von 100.000 Einwohnern bereits im Alter zwischen 30 und 65 Jahren eine beginnende Demenz diagnostiziert wurde. Weltweit werden jährlich 7–8 Mio. neue Fälle von Demenz festgestellt. Aktuelle Prognosen gehen davon aus, dass im Jahr 2050 weltweit mehr als 130 Mio. Menschen an Alzheimer-Demenz erkrankt sein werden.

Demenzerkrankungen gehören zu den schwerwiegendsten Krankheiten in der Humanmedizin. Zu den bekanntesten und häufigsten gehören die Alzheimer-Demenz, die Lewy-Körperchen-Demenz, die frontotemporale Demenz und die vaskuläre Demenz. Die Lewy-Körperchen-Demenz ist nach der Alzheimer-Demenz die zweithäufigste Demenzerkrankung und betrifft 10–25 % aller Demenzkranken. Beide Demenzformen gehen mit einer Einschränkung der kognitiven Leistungsfähigkeit, motorischen Störungen und einer Verkürzung der Lebenserwartung einher, wobei sich die neuropsychologischen Profile der Patienten unterscheiden. Unabhängig von den Ursachen und der Krankheitsentstehung gibt es bis heute noch keine wirksamen Behandlungsmöglichkeiten für Demenzen.

Alle Fälle und Formen von Demenz sind durch eine starke Abnahme der kognitiven Fähigkeiten gekennzeichnet. Ein weiteres Merkmal dieser Erkrankungen ist, dass es sehr schwierig ist, den Zeitpunkt des Beginns der Demenz zu bestimmen. In der Regel wird die Diagnose gestellt, wenn der Patient oder seine Angehörigen eine ausgeprägte Abnahme der kognitiven Fähigkeiten feststellen.

An der Entstehung dieser Erkrankungen sind sowohl ernährungsbedingte als auch genetische und sozioberufliche Faktoren beteiligt, ohne dass hier eine ge-

Text: Mihai Nechifor, Ergänzungen: Jürgen Vormann

naue Gewichtung der einzelnen Faktoren angegeben werden kann. Ein wichtiger Ernährungsfaktor, der bei der Pathogenese von Demenzen eine Rolle spielt, ist Magnesium [1].

Mechanismen der Wirkung von Magnesium bei Demenzerkrankungen

In klinischen Studien mit Demenzpatienten wurden deren Serum- und Gewebekonzentrationen von Magnesium untersucht. Sowohl im Plasma als auch im Gehirn von Patienten mit Alzheimer-Demenz wurden niedrige Magnesiumspiegel gefunden. Im Gehirn waren die Magnesiumkonzentrationen vor allem im Bereich des Hippocampus erniedrigt. Eine weitere Studie zeigte signifikant verringerte Serumkonzentrationen von ionisiertem Magnesium bei Patienten beiderlei Geschlechts mit einem Durchschnittsalter von $73 \pm 0{,}8$ Jahren [2].

Andere Autoren fanden niedrige Gesamt-Magnesiumkonzentrationen in Haaren und im Liquor, während die Serumkonzentrationen von Magnesium im Vergleich zu gleichaltrigen gesunden Personen nicht erniedrigt waren. Bei einigen Patienten mit Alzheimer-Demenz ist das Volumen des Hippocampus reduziert, was mit einer verminderten Magnesiumkonzentration in Gehirn und Serum einhergeht [3].

Als Hauptmechanismen, über die Magnesium eine positive Wirkung bei Demenzerkrankungen ausüben kann, werden die folgenden diskutiert (Abb. 9.1):

- Verringerung der Bildung von Amyloid-β-Protein(Aβ)-Plaques,
- Reduktion von oxidativem Stress und Neuroinflammation,
- Erhöhung der Neuroplastizität, Verringerung des Synapsenverlusts und Hemmung der Apoptose,
- Verringerung der glutamatergen Aktivität durch Blockierung der NMDA-Rezeptoren,
- teilweiser Schutz vor möglichen Schäden durch Schwermetalle im Gehirn,
- Verringerung der Neurodegeneration und Stimulierung der Proliferation neuraler Stammzellen,
- Reduktion einiger mitochondrialer Dysfunktionen,
- Steigerung der Aktivität des cholinergen Systems im Gehirn,
- Verminderung von Störungen der Mikrobiota,
- Erhöhung des Gehalts und der Aktivität des Wachstumsfaktors BDNF (Brain-derived neurotrophic factor) im Gehirn.

Verringerung der Bildung von Amyloid-β-Protein-Plaques

Die Bildung von Amyloid-β-Protein(Aβ)-Plaques wird als ein wesentliches Element in der Pathogenese der Alzheimer-Demenz angesehen. Aβ entsteht aus dem Amyloid-Vorläuferprotein (Amyloid precursor protein, APP). Die Umwandlung von APP zu Aβ erfolgt unter Einwirkung von Beta- und Gamma-Sekretasen.

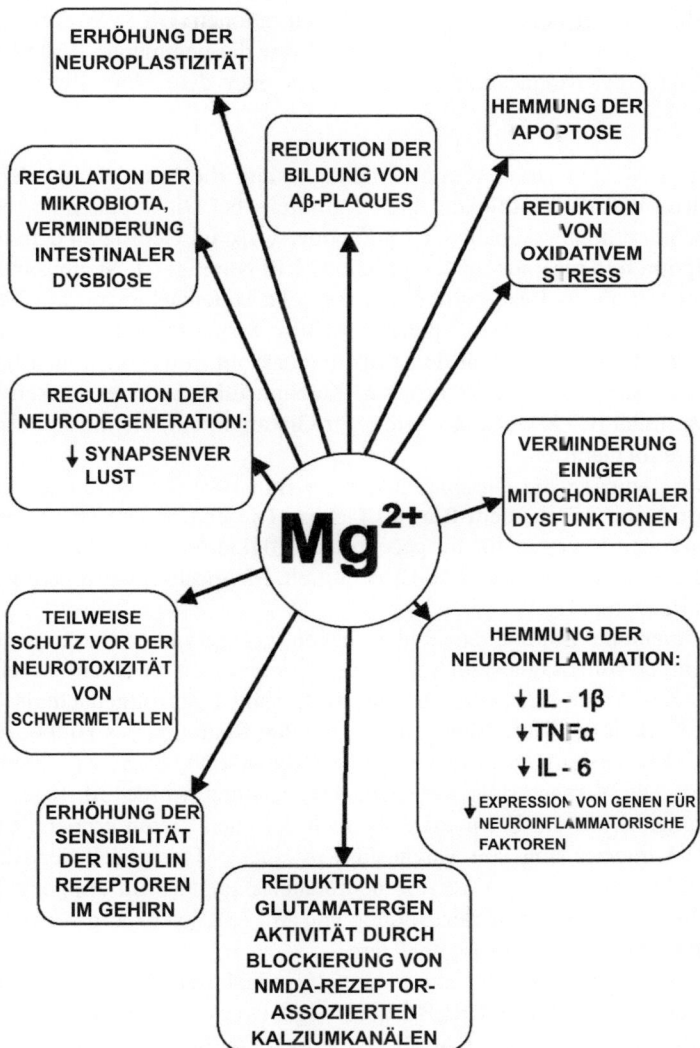

Abb. 9.1 Verbindungen zwischen Magnesium und Demenz

Magnesium hat eine modulierende Wirkung auf die Verarbeitung von APP. Eine niedrige Magnesiumkonzentration im Gehirn begünstigt die Bildung von Aβ-Plaques [4]. Eine verminderte Konzentration an extrazellulärem Magnesium erhöht die Anreicherung des C-terminalen Fragment-alpha (CTF-alpha) und die Freisetzung von Aβ. Im Gegensatz dazu erhöht sich die Spaltung von APP durch

Alpha-Sekretase bei hohen Magnesiumkonzentrationen. Diese Wirkung von Magnesium ist dosisabhängig, dementsprechend war die hemmende Wirkung auf die Plaquebildung bei Magnesiumkonzentrationen über dem Normalwert (0,8 mM) stärker.

Ein weiterer Mechanismus, durch den Magnesium die Entwicklung der Alzheimer-Demenz und die Häufigkeit ihres Auftretens bei Risikopatienten reduzieren könnte, ist ein erhöhter Abbau von Aβ-Peptiden (Aβ) im Gehirn, an dem das Low-density lipoprotein receptor-related protein (LRP) beteiligt ist. Magnesium steigert die Expression dieses Rezeptors. Experimentelle Untersuchungen mit Neuronenkulturen haben gezeigt, dass Aβ neurotoxisch wirkt. In Neuronen des Hippocampus erhöhte Aβ signifikant den Kalziumeinstrom in die Neuronen und damit die intrazelluläre Kalziumkonzentration. Kalzium führt zu einer starken Stimulation der Affinität des NMDA-Rezeptors für Glutamat, der wichtigsten erregenden Aminosäure im Gehirn.

Magnesium reduziert die Durchlässigkeit der Blut-Hirn-Schranke und vermindert den Übertritt von Aβ aus dem Blut ins Gehirn. Dieser Übertritt von Aβ wird teilweise durch den Rezeptor für fortgeschrittene Glykierungsprodukte (Receptor for advanced glycation products; RAGE) vermittelt. Magnesium verringert die Aktivität dieses Rezeptors [5].

Tierexperimentelle Studien an Ratten haben gezeigt, dass die experimentelle Verabreichung von Magnesium (als Magnesiumthreonat gegeben) zu einer Verbesserung des Arbeitsgedächtnisses, des Kurz- und Langzeitgedächtnisses sowie der Lernfähigkeit der Tiere führte. In bestimmten Regionen des Hippocampus erhöhte die Magnesiumgabe die Dichte des Synaptophysin/Synaptobrevin-Komplexes [6]. Die Verbesserung der Gedächtnisleistung wurde 30 Tage nach der Magnesiumgabe sowohl bei jungen als auch bei alten Tieren erreicht. Die experimentelle Verabreichung von Magnesium in einem Mausmodell der Alzheimer-Demenz führte zu einer verringerten neuronalen Apoptose im Hippocampus und zu einer Herunterregulierung der Bildung von $Aβ_{1-42}$. Gleichzeitig verbesserte sich die kognitive Leistungsfähigkeit der Tiere.

Bei transgenen Mäusen mit experimentell induzierter Alzheimer-Demenz ist die Aktivität des NMDAR/CREB/BDNF-Signalwegs herunterreguliert, die Expression der Beta-Sekretase (BACE1) ist jedoch erhöht. Die Gabe von Magnesiumthreonat reduziert sowohl die Expression von BACE1 als auch die Konzentration an löslichem APP.

Reduktion von oxidativem Stress und Neuroinflammation

Die Verringerung von oxidativem Stress könnte ebenfalls zur schützenden Wirkung von Magnesium bei der Entwicklung von Alzheimer-Demenz beitragen, die Verabreichung anderer antioxidativer Substanzen hatte jedoch keinen signifikanten therapeutischen Effekt bei diesen Patienten.

Neuroinflammation spielt eine wichtige Rolle bei der Entstehung der Alzheimer-Demenz. Die Serumspiegel von Tumornekrosefaktor(TNF)-α, Interleukin(IL)-1 und IL-6 sind bei den betroffenen Patienten erhöht. Magnesium hemmt die Neuroinflammation, indem es die TNF-Synthese im Gehirn, hauptsächlich auf Ebene der Mikroglia, reduziert [7]. Über diesen Mechanismus hemmt Magnesium nicht nur die Expression von TNF, sondern reduziert auch die Aβ-Synthese, die durch TNF stimuliert wird.

Metaanalysen über Studien mit großen Patientenzahlen haben gezeigt, dass die Gabe von Magnesiumvalproat im Rahmen einer Behandlung mit Antidementiva oder Psychopharmaka zu einer Absenkung der Spiegel dieser proinflammatorischen Interleukine führte. IL-1β ist ein zentraler Faktor bei der Neuroinflammation. In Tierversuchen konnte durch Gabe von Magnesium (als Magnesiumthreonat) die Bildung dieses Interleukins auf Gliaebene unterdrückt werden. Die Unterdrückung der IL-1β-Synthese durch Magnesium beruht auf einer Stimulierung der extrazellulären signalregulierten Kinasen 1 und 2 (Extracellular-signal regulated kinases 1 und 2, ERK1/2) und einer Erhöhung der Aktivität des Peroxisomen-Proliferator-aktivierten Rezeptor-γ (Peroxisom-proliferator-activated receptor-γ, PPARγ). Darüber hinaus unterdrückte die Verabreichung von Magnesium bei Mäusen die Wirkungen von IL-1β und von Amyloid-β-Protein-Oligomeren. Die Gene, die an der Produktion neuroinflammatorischer Faktoren beteiligt sind, werden bei erniedrigten Magnesiumkonzentrationen hochreguliert. Eine Normalisierung des Magnesiumspiegels ist unbedingt notwendig, um die Neuroinflammation bei Alzheimer-Demenz zu verringern. Ein Kalziumeinstrom in die Mikroglia ist ebenfalls an der Neuroinflammation beteiligt. Dieser Einstrom wird durch Aktivierung der purinergen Rezeptoren P2Y2 und P2X7 ausgelöst. Diese Rezeptoren sind in der Membran der Mikroglia lokalisiert. Die Verabreichung von Magnesium reduziert die Aktivierung dieser purinergen Rezeptoren, den Kalziumeinstrom in diese Zellen und die Neuroinflammation. Auch Eisen ist an den neuroinflammatorischen Vorgängen der Alzheimer-Demenz beteiligt und stimuliert auf diese Weise die neurodegenerativen Prozesse bei dieser Erkrankung. Eisen katalysiert u. a. die Aβ-Protein-Aggregation und erhöht den oxidativen Stress. Eine erhebliche Anzahl an Alzheimer-Patienten erhält Eisenpräparate zur Behandlung einer Eisenmangelanämie, die bei älteren Personen häufig auftritt; bei diesen Patienten ist die Gabe von Magnesium unerlässlich.

Erhöhung der Neuroplastizität, Verringerung des Synapsenverlusts und Hemmung der Apoptose

Bei Patienten mit Alzheimer-Demenz ist die synaptische Plastizität vermindert. Die Verabreichung von Magnesium erhöht diese Plastizität und kann dazu beitragen, das Fortschreiten der Erkrankung zu verlangsamen. In experimentellen Modellen der Alzheimer-Demenz, die durch Gabe von Streptozotocin induziert wurde, konnte Magnesium die synaptische Plastizität schützen, und auch beim Menschen erhöht Magnesium die synaptische Plastizität.

Bei der Entwicklung der Alzheimer-Demenz kommt es nicht nur zu einem ausgeprägten Verlust von Synapsen und zu einer Neurodegeneration in bestimmten Gehirnregionen (insbesondere im Hippocampus und im Cortex), sondern auch zu einer erheblichen Verringerung der Neurogenese durch eine Beeinträchtigung der Proliferation neuraler Stammzellen [8]. Diese Proliferation hängt von der extrazellulären Magnesiumkonzentration ab, sie ist bei einer Magnesiumkonzentration von 0,8 mmol/l maximal und bei einer Magnesiumkonzentration von 0,4 mmol/l minimal. In experimentellen Studien konnte gezeigt werden, dass die Verabreichung von Magnesium (als Magnesiumthreonat) die Proliferation neuraler Stammzellen im Hippocampus unabhängig vom Alter des Tieres stimuliert. Dies ist von Bedeutung, da bei Patienten mit Alzheimer-Demenz die Vermehrung neuraler Stammzellen im Gehirn und insbesondere im Hippocampus stark vermindert ist.

Magnesium ist nicht nur für die neuronale Differenzierung und Proliferation wichtig, sondern auch für die Differenzierung der Gliazellen im Gehirn. Wie die neuronale Proliferation wird auch das Neuritenwachstum durch extrazelluläres Magnesium stimuliert. Darüber hinaus ist das intrazelluläre Magnesium eine der Schlüsselsubstanzen, die die Dichte der Synapsen im Gehirn kontrollieren.

Bei älteren Personen verbesserte die Verabreichung von Magnesiumthreonat deren kognitive Fähigkeiten. Die Zugabe von Magnesium zu Neuronenkulturen aus dem Hippocampus verstärkte das mitochondriale Membranpotenzial in den Neuronen. Bei Magnesiumkonzentrationen von 0,80 mmol/l oder sogar 1,2 mmol/l war die Anzahl an funktionellen Nervenendigungen in der Kultur signifikant höher als bei Konzentrationen von 0,6 mmol/l oder weniger. Neuronale GLUT-Transporter sind ebenfalls an der Erhöhung der intraneuronalen Magnesiumkonzentration und der Dichte funktioneller Synapsen beteiligt.

Aus klinischer Sicht ist es naheliegend, dass Magnesium die Blut-Hirn-Schranke passieren und nach Verabreichung therapeutischer Dosen wirksame extrazelluläre Konzentrationen im Gehirn erzielen kann, um dann in Neuronen und Neurogliazellen aufgenommen zu werden und so die intrazellulären Konzentrationen zu erhöhen. Untersuchungen an Patienten mit Miyoshi-Disferlinopathie zeigten, dass durch Magnesiumsupplementierung (mit Magnesiumcitrat) die intrazerebrale Magnesiumkonzentration normalisiert werden konnte [9].

Verringerung der glutamatergen Aktivität durch Blockierung der NMDA-Rezeptoren

Der Anstieg glutamaterger Neurotransmitter ist an der Entwicklung schwerer psychiatrischer Erkrankungen wie schweren Depressionen, bipolaren Psychosen, Angststörungen und weiteren beteiligt. Eine Hyperaktivität des glutamatergen Systems spielt eine Rolle in der Pathogenese der Alzheimer-Demenz, es liegen jedoch relativ wenige Studien zu diesem Thema vor, da es schwierig ist, experimentelle Modelle zu entwerfen, die der Pathologie der Alzheimer-Demenz beim Menschen nahekommen. Eine blockierende Wirkung von Kalziumkanälen, die mit NMDA-Rezeptoren gekoppelt sind, spielt ebenfalls eine Rolle bei den Wirkungen von Magnesium im Zentralnervensystem (sowohl unter normalen als auch pathologischen Bedingungen, nicht nur bei Alzheimer-Demenz).

Durch die Blockierung der mit diesen Rezeptoren verbundenen Kalziumkanäle reduziert Magnesium neurotoxische und degenerative Prozesse bei der Alzheimer-Demenz.

Schutz vor möglichen Schäden durch Schwermetalle im Gehirn

Eine der Hypothesen zur Entstehung der Alzheimer-Demenz ist die Beteiligung von Schwermetallen und eine Dysregulation der Verhältnisse an Biometallen im Gehirn. Die Kupferkonzentrationen in Serum und Gehirn sind bei Alzheimer-Patienten signifikant höher als bei gesunden Personen gleichen Alters. In einem experimentellen Alzheimer-Modell bei Kaninchen führte eine Erhöhung der Kupferkonzentration im Wasser zur Bildung von Amyloid-β-Plaques und zu Lernstörungen.

Ebenso wird die Menge an Aβ im Gehirn durch erhöhte Mangankonzentrationen gesteigert.

Einige Patienten mit Alzheimer-Demenz weisen erhöhte Plasmaspiegel an Cadmium und Quecksilber sowie erhöhte Kupferkonzentrationen im Liquor auf. Erhöhte Konzentrationen einiger Metalle im Gehirn kann zumindest bei einigen Fällen von Alzheimer eine wichtige Rolle in der Pathogenese spielen. Einige Studien haben gezeigt, dass die Mangan- und Quecksilbergehalte im Plasma und im Liquor von Patienten mit Alzheimer-Demenz signifikant erhöht sind. Auch wenn diese Schwermetalle nicht bei allen Patienten mit Alzheimer-Demenz in erhöhten Mengen nachgewiesen werden konnten, spricht dies nicht gegen die Wirkung von Magnesium, die Toxizität einiger Schwermetalle zu reduzieren. Zu beachten ist die Kombination von Magnesium mit anderen Biometallen, wie sie häufig in Nahrungsergänzungsmitteln zu finden ist. Aluminium (das kein Schwermetall ist) fördert ebenfalls die Bildung von Aβ-Plaques. Es ist nicht bewiesen, dass diese Wirkung von Aluminium durch Magnesium vermindert wird, aber die Toxizität von Schwermetallen wird reduziert.

Reduktion einiger mitochondrialer Dysfunktionen

Mitochondriale Dysfunktionen treten bei Alzheimer-Demenz häufig auf, und es wird angenommen, dass sie an der Entwicklung dieser Krankheit beteiligt sind. Bei dieser Erkrankung liegen Aβ-Peptide auf mitochondrialer Ebene vor. Ihre Anhäufung führt zu schweren Funktionsstörungen. Diese Peptide werden durch eine menschliche mitochondriale Proteinase abgebaut. Bei Alzheimer-Patienten ist die Aktivität dieses Enzyms jedoch vermindert [10]. Die Energieproduktion auf neuronaler Ebene ist bei allen Demenzen stark reduziert und es wird diskutiert, dass ein Mangel an intrazellulärem Magnesium an der Entstehung dieses Defizits beteiligt ist.

Die Gabe von Magnesium stellt die normale Aktivität dieser Enzyme wieder her und verhindert die Anhäufung von Aβ-Peptiden in den Mitochondrien. Auf diese Weise kann Magnesium das Fortschreiten einer Alzheimer-Demenz verlangsamen. Auch die mitochondriale Kalziumüberlastung ist an der Pathogenese der Alzheimer-Demenz beteiligt. Als natürlicher Kalziumantagonist reduziert Magnesium die Kalziumüberladung der Mitochondrien sowie die mitochondriale Dysfunktion, die an der Entstehung dieser Demenz beteiligt ist. ATP/Mg^{2+} induziert den Abbau von Tau-Proteinen, wobei sowohl phosphorylierte als auch nicht-phosphorylierte Formen des Tau-Proteins Substrat für ATP/Mg^{2+} sind.

Steigerung der Aktivität des cholinergen Systems im Gehirn

Acetylcholin spielt eine wichtige Rolle für Lernen und Gedächtnis. Die Verabreichung von Substanzen, die die Muscarinrezeptoren blockieren, vermindert oder unterdrückt die Gedächtnisbildung. Das räumliche Gedächtnis und das deklarative Gedächtnis des Menschen sind am stärksten betroffen, aber auch andere Arten des Gedächtnisses werden negativ beeinflusst. Eine Abnahme der Magnesiumkonzentration führt zu einer verminderten Synthese von Acetylcholin im Gehirn. Bei Patienten mit Alzheimer-Demenz ist die Aktivität des zentralen cholinergen Systems stark beeinträchtigt, die Affinität der M1-Muskarinrezeptoren für Acetylcholin ist im Gehirn von Alzheimer-Patienten deutlich verringert.

Postmortale Untersuchungen an der menschlichen Schläfenrinde (Brodmann-Areal 38) von Alzheimer-Patienten haben gezeigt, dass die Affinität der M1-Rezeptoren für Carbachol um 48 % und die Affinität für Acetylcholin um 33 % reduziert ist, verglichen mit der Affinität der gleichen Hirnrezeptoren bei Personen derselben Altersgruppe ohne Alzheimer-Demenz. Die Verabreichung von Magnesiumchlorid stellte die normale Affinität der M1-Rezeptoren für ihre Agonisten wieder her. Bei Ratten mit experimentell induzierter Demenz führte die Verabreichung von Magnesiumthreonat zusätzlich zu 20 mg Atorvastatin pro kg Körpergewicht täglich über einen Zeitraum von 28 Tagen zu einer signifikanten Senkung des Acetylcholinesterase-Spiegels sowie der Stickoxidkonzentration im Gehirn sowie zu einer Verbesserung der kognitiven Leistungsfähigkeit.

Verminderung von Störungen der Mikrobiota

Störungen in der Darmmikrobiota spielen eine wichtige Rolle bei der Entstehung von Veränderungen der Gehirnfunktionen. Einige Verbindungen, die von der Mikrobiota synthetisiert werden, erreichen das Gehirn und haben einen großen Einfluss auf die Funktion der Neuronen. Störungen der Mikrobiota sind an der

Entstehung der Alzheimer-Demenz beteiligt. Magnesium hat einen regulierenden Einfluss auf die Funktion dieser Mikrobiota. Magnesium moduliert sowohl die Population der Mikroorganismen im Darm als auch das Gleichgewicht zwischen den verschiedenen Arten von Mikroorganismen.

Folglich beeinflusst es die Menge der produzierten bakteriellen Stoffwechselprodukte. Magnesium spielt auch eine Rolle bei der Aufrechterhaltung der Integrität der Darmbarriere. Bei Magnesiummangel kommt es zu Funktionsstörungen dieser Barriere, was wiederum zu einer gestörten Aufnahme bestimmter Verbindungen aus dem Darm in das Blut führt. Die beeinträchtigte Funktion der Darmbarriere begünstigt den Übertritt bestimmter für das Zentralnervensystem toxischer Metaboliten in das Blut und aktiviert zudem das Immunsystem, mit der Folge einer übermäßigen Produktion bestimmter proinflammatorischer Faktoren, die an der Neuroinflammation beteiligt sind. In experimentellen Studien konnte durch die Verabreichung von Magnesiumthreonat die Fehlfunktion dieser Barriere bei APP/PS1-Mäusen behoben werden [11].

Erhöhung des Gehalts und der Aktivität des Wachstumsfaktors BDNF im Gehirn

Der BDNF-Spiegel und die BDNF-Aktivität sind bei Alzheimer-Demenz und auch in experimentellen Modellen dieser Erkrankung reduziert. Einer der wichtigsten Mechanismen, durch den Aβ seine Wirkung bei Alzheimer-Demenz ausübt, ist die Verringerung der BDNF- und CREB-Aktivität im Gehirn. CREB (cAMP response element-binding protein) ist ein wichtiger Transkriptionsfaktor. Eine verminderte Aktivität dieses Faktors führt zu einer Abnahme der Expression bestimmter Gene auf neuronaler Ebene. CREB ist auch an der Regulation der BDNF-Aktivität beteiligt. Beide Faktoren sind wichtig für die Gedächtnisfunktion. Post-mortem-Untersuchungen an Gehirnen von Alzheimer-Patienten ergaben verminderte Werte dieser Faktoren. Eine höhere BDNF-Aktivität ist entscheidend, um den Verlust von Nervenzellen und die durch Aβ verursachten degenerativen Veränderungen der Dendriten zu begrenzen.

Magnesium stimuliert die Synthese und Aktivität beider Faktoren. Auf diese Weise kann Magnesium die Gedächtnisleistung verbessern bzw. dessen Verschlechterung bei Alzheimer-Demenz verringern.

Aktivierung der Proteinkinase C

Die Proteinkinase C (PKC) ist ein Enzym, das an Gedächtnisprozessen beteiligt ist. Eine Verringerung ihrer Aktivität führt zu Gedächtnisstörungen. PKC beeinflusst die Verringerung der Bildung neurotoxischer Aβ-Aggregate, eines wesentlichen Elements in der Pathogenese der Alzheimer-Demenz. PKC hemmt die Hyperphosphorylierung des Tau-Proteins und die Bildung intraneuronaler Neurofibrillenbündel, eines weiteren wesentlichen pathogenetischen Elements der Alzheimer-Demenz. Einige Studien haben daher den Einsatz von Proteinkinase-C-Aktivatoren als Arzneimittel zur Behandlung der Alzheimer-Demenz nahegelegt. Die Aktivität dieses Enzyms ist bei Alzheimer-Patienten gering, Magnesium aktiviert dieses Enzym.

Klinische und experimentelle Studien

Es gibt sowohl klinische Studien als auch experimentelle Untersuchungen zur Wirkung von Magnesiumgaben bei Alzheimer-Demenz bzw. bei Tieren in experimentellen Modellen dieser Erkrankung.

Große demographische Studien haben gezeigt, dass eine erhöhte Magnesiumzufuhr das Risiko einer leichten kognitiven Beeinträchtigung und eines Gedächtnisverlustes verringert. Bei jungen und älteren Ratten erhöhte Magnesium die Gedächtnisleistung und die synaptische Dichte im Hippocampus erheblich. Die Verabreichung eines mit Chitosan-Polymilchsäure beladenen Magnesiumoxid-Nanokomposits (10 mg/kg/Tag) an Ratten mit experimentell induziertem Diabetes führte zu einer signifikanten Verbesserung der kognitiven Funktionen. Die Verabreichung von Magnesium und Taurin an 7–10 Monate alten Ratten, die zuvor eine magnesiumarme Diät erhalten hatten, verstärkte die synaptische Übertragung im Hippocampus signifikant. Die Ergänzung der täglichen Magnesiumzufuhr durch ein magnesiumreiches Mineralwasser trug zur Verbesserung der kognitiven Leistungsfähigkeit von Alzheimer-Patienten bei.

In experimentellen Studien an Ratten, die mit einer fettreichen Diät gefüttert wurden, führte die Verabreichung von Magnesiumpicolinat entsprechend 500 mg elementarem Magnesium pro kg Futter über 8 Wochen zu einer signifikanten Verbesserung der kognitiven Funktionen. Gleichzeitig sank der NF-κB-Spiegel im Gehirn. Eine Ernährung, die reich an tierischen Fetten ist, wird häufig bei Patienten mit Alzheimer-Demenz und anderen Demenzformen beobachtet. Die Aktivität des hypophysären Adenylatcyclase-aktivierenden Polypeptids ist bei Alzheimer-Patienten vermindert. Diese Abnahme korreliert positiv mit dem kognitiven Abbau bei diesen Patienten. Post-mortem-Untersuchungen der Gehirne von Alzheimer-Patienten haben gezeigt, dass die Aktivität der Adenylatcyclase im frontalen Kortex um etwa 45 % reduziert ist. Magnesium erhöht die Aktivität der Adenylatcyclase. In einigen experimentellen Modellen der Alzheimer-Krankheit (Mäuse) wurde festgestellt, dass die Verabreichung von Magnesium den Verlust von Synapsen im Gehirn verhindert und die Bildung von Amyloid-Plaques reduziert. Gleichzeitig wurden auch kognitive Defizite verhindert [12]. Die experimentelle Verabreichung von Magnesiumthreonat an Ratten verbesserte deren kognitive Fähigkeiten. Sowohl das Arbeitsgedächtnis als auch das Kurz- und Langzeitgedächtnis verbesserten sich bei diesen Tieren signifikant [6].

Patienten mit Alzheimer-Demenz sind häufig in ihrer Beweglichkeit eingeschränkt und zeigen manchmal kataleptische Erscheinungen. Experimentelle Studien an Mäusen haben gezeigt, dass eine langfristige magnesiumarme Ernährung Katalepsie verursacht und die Aktivität der Tyrosinkinase in der Substantia nigra verringert. Hauptmechanismus all dieser klinischen Symptome ist die verminderte Aktivität des dopaminergen Systems im Striatum. Die Tyrosinkinase ist an der Freisetzung von Dopamin und an der Aktivität des synaptischen Dopamintransporters beteiligt. Bei Alzheimer-Patienten ist die Aktivität dieses Enzyms niedrig. Magnesium erhöht die Aktivität der Tyrosinkinase. Diese Ergebnisse zeigen, dass auch das dopaminerge System des Gehirns durch einen Magnesiummangel beeinträchtigt werden. Die Katalepsie wird durch die Verabreichung von dopaminergen Agonisten wie l-DOPA oder Bromocriptin verbessert. Durch Steigerung der Aktivität des dopaminergen Systems (insbesondere im Striatum) kann die Gabe von Magnesium auch die Entwicklung dieser Symptome verbessern.

Ein wenig bekannter Aspekt ist die Frage, wie das Verhältnis zwischen den Serum- und Gewebekonzentrationen verschiedener zweiwertiger Kationen die Entwicklung der Alzheimer-Demenz beeinflusst. Alle diese Kationen passieren leicht die Blut-Hirn-Schranke. Eine Verringerung des Verhältnisses zwischen Kalzium- und Magnesiumkonzentration durch Erhöhung der Magnesiumkonzentration könnte auch die kognitive Funktion verbessern.

Es wurde nachgewiesen, dass ein niedriger extrazellulärer Magnesiumspiegel den Einstrom von Ca^{2+} in die Neuronen erhöht. Ebenso wurde gezeigt, dass das Kalzium/Magnesium-Verhältnis für die Kognition von Bedeutung ist. In einer randomisierten Studie mit über 65-jährigen Personen, die nicht an einer Alzheimer-Demenz litten, lag dieses Verhältnis über 2,3. Durch die Verabreichung von Magnesiumpräparaten konnte dieses Verhältnis auf 2,3 oder weniger gesenkt werden, was mit einer Verbesserung der kognitiven Funktionen einherging.

Typ-2-Diabetes und Alzheimer-Demenz

Ein weiteres Problem ist der Zusammenhang zwischen Typ-2-Diabetes und Alzheimer-Demenz. Einige Autoren sind der Ansicht, dass es sich bei dieser Erkrankung um eine neue Form von Diabetes handelt und bezeichnen diese als Typ-3-Diabetes. Diese Meinung wird nicht von allen geteilt, aber sicher ist Diabetes an der Entwicklung der Alzheimer-Demenz beteiligt. Diabetes führt auf verschiedene Weise zu einer Abnahme der kognitiven Funktionen und einer Beeinträchtigung des Gedächtnisses. Magnesiummangel hat vielfältige Auswirkungen auf Diabetes und seine Komplikationen. Eine anhaltende Hyperglykämie führt zu einer Erhöhung des oxidativen Stresses im Gehirn und stimuliert die Anhäufung von Aβ im Gehirn. Darüber hinaus hat eine Hyperglykämie Auswirkungen auf die Neuroinflammation und die zunehmende Neurodegeneration [13]. Bei Patienten mit Typ-2-Diabetes führt die tägliche Gabe von Magnesium über einen Zeitraum von 3 Monaten zu einer signifikanten Senkung des Blutzuckerspiegels, einer Erhöhung des Serum-Insulinspiegels und einer Verringerung der Insulinresistenz. Eine normale intrazelluläre Magnesiumkonzentration ist sehr wichtig für die Phosphorylierung der Insulinrezeptoren. Ein niedriger Magnesiumspiegel vermindert die zelluläre Glukoseverwertung und verringert zudem den Glukoseeinstrom in die Zelle. Dies betrifft nicht nur die peripheren Gewebe, sondern auch das zentrale Nervensystem. Auf zerebraler Ebene reduziert Insulin die Neurodegeneration, erhöht den Abbau des Aβ-Peptids und steigert die synaptische Lebensfähigkeit. Durch Erhöhung der Insulinresistenz und Verringerung der Empfindlichkeit der Rezeptoren für dieses Hormon werden alle oben genannten Wirkungen abgeschwächt. Neurodegeneration, Aβ-Akkumulation und Synapsenverlust sind jedoch entscheidend für die Entwicklung der Alzheimer-Demenz. Eine Zunahme der Insulinresistenz ist mit erheblichen kognitiven Störungen verbunden. Das Vorliegen einer Insulinresistenz bei Alzheimer-Patienten konnte nachgewiesen werden. Magnesium verbessert diese Prozesse, indem es die Insulinsensitivität erhöht. Es gibt Anregungen, dass einige Arzneimittel, die zur Behandlung von Typ-2-Diabetes eingesetzt werden, auch in der Therapie der Alzheimer-Demenz verwendet werden sollten [14]. Die molekularen Mechanismen, über die Magnesium positive Wirkungen bei Alzheimer-Demenz ausübt, sind in Abb. 9.1 dargestellt.

Genetische Faktoren

Wie bei vielen anderen Erkrankungen spielen natürlich auch bei der Demenz sowohl genetische als auch epigenetische Faktoren eine Rolle. Gene wie APP, PSEN1 und PSEN2 sind an der Entstehung der Alzheimer-Demenz beteiligt, andere Gene an der Entstehung frontotemporaler Demenzen (MAPT, GRN, C9ORF72 und weitere). Magnesium spielt sowohl für die Stabilität des Genoms als auch für die Transkription von Informationen auf RNA-Ebene eine wichtige Rolle.

Derzeit ist jedoch nicht bekannt, ob Magnesium die Expression dieser Gene beeinflusst oder nicht.

Vaskuläre Demenzen

Eine kürzlich durchgeführte Bevölkerungsstudie mit einer großen Zahl von Teilnehmern zeigte, dass ein Magnesiummangel positiv mit dem Auftreten einer vaskulären Demenz korreliert [15]. Die wichtigsten Elemente, die an der Entstehung und am Fortschreiten der vaskulären Demenz beteiligt sind, sind die Atheromatose kleiner Hirngefäße, die Schädigung des Kapillarendothels und oxidativer Stress. Bei vaskulärer Demenz ist der oxidative Stress ebenso wie bei Alzheimer-Demenz erhöht. Auch die Lipidperoxidation ist deutlich stärker ausgeprägt als bei gesunden Personen gleichen Alters. Der Überschuss an gesättigten Fettsäuren in der Nahrung ist mit Sicherheit an der Entstehung von Störungen der zerebralen Mikrozirkulation bei vaskulärer Demenz beteiligt; ob er auch eine Rolle bei der Entwicklung der Alzheimer-Demenz spielt, ist jedoch noch nicht geklärt.

Lewy-Körperchen-Demenz

Die Lewy-Körperchen-Demenz wird von einigen Autoren als die zweithäufigste Demenzerkrankung nach der Alzheimer-Demenz angesehen. Das Hauptelement des pathogenetischen Mechanismus dieser Demenzform ist die Bildung von Lewy-Körperchen durch die krankhafte Aggregation von Alpha-Synuclein-Molekülen.

Die Bildung von Alpha-Synuclein-Aggregaten ist das zentrale Element der Entstehung von Lewy-Körperchen und der Entwicklung dieser Demenzform. Es gibt nur wenige Studien über die Beteiligung von Biometallen an der Bildung von Lewy-Körperchen und der Pathogenese dieses Demenztyps. Metalle wie Mangan, Cadmium und Kupfer fördern unter bestimmten Bedingungen die Bildung von Synuclein-Aggregaten, während Magnesium diese Aggregation vermindert.

Es konnte gezeigt werden, dass Magnesium in Konzentrationen über 0,75 mmol/l sowohl die spontane Aggregation als auch die durch Eisen induzierte Bildung von Synuclein-Aggregaten hemmt.

Diese Synuclein-Aggregate sind an der Pathogenese der Lewy-Körperchen-Demenz und wahrscheinlich auch an der Pathogenese der Alzheimer-Demenz beteiligt.

Ein erhöhter Spiegel dieser Proteine bei CFS-Patienten mit diesen Demenzen ist mit einer erhöhten Sterblichkeit verbunden.

Medikamentöse Therapie

Therapeutisch werden zwei Gruppen von Arzneimitteln eingesetzt:

- Cholinesterasehemmer, die die Blut-Hirn-Schranke überwinden können (Rivastigmin, Memantin, Galantamin, Donepezil),
- anti-glutamaterge Substanzen, die als nicht-kompetitive Antagonisten an den zerebralen NMDA-Rezeptoren wirken.

Memantin ist ein nicht-kompetitiver NMDA-Rezeptor-Antagonist. Der Wirkmechanismus dieses Arzneimittels, das zur Behandlung von Demenzen eingesetzt wird, besteht darin, dass es an zwei Bindungsstellen der NMDA-Rezeptoren bindet und die Aktivität dieser Rezeptoren moduliert. Die übermäßige Aktivität des zerebralen glutamatergen Systems ist mit Sicherheit an neurodegenerativen Prozessen und Demenzerkrankungen beteiligt. Im Gegensatz zu Memantin blockieren Magnesiumionen den Kalziumeinstrom in die Neuronen über die an NMDA-Rezeptoren gekoppelten Kalziumkanäle. Magnesium wirkt synergistisch mit beiden Arzneimittelgruppen, die in der Alzheimer-Therapie eingesetzt werden. Mögliche adjuvante Effekte von Magnesium und Aducanumab, einem kürzlich von der FDA für die Behandlung von Alzheimer zugelassenen Arzneimittel (2021), sind noch nicht bekannt. Magnesiumvalproat hat sich bei der Behandlung einiger Alzheimer-Patienten als wirksam erwiesen, da es die kognitiven Funktionen der Patienten günstig beeinflusst und die Spiegel von IL-1β, IL-6 und TNF-α senkt. Die Kombination dieses Arzneimittels mit anderen Arzneimitteln zur Behandlung der Alzheimer-Demenz kann empfohlen werden [16].

> **Fazit**
>
> Bei allen Demenzformen muss der Magnesiumhaushalt korrigiert werden, wenn die Plasma- und intrazellulären Magnesiumkonzentrationen niedrig sind.
>
> Es muss betont werden, dass diese Korrektur zu jedem Zeitpunkt des Krankheitsverlaufs positive Auswirkungen hat, aber um das Risiko der Entwicklung einer Demenz signifikant zu senken, ist eine Magnesiumsupplementierung vor dem Einsetzen einer kognitiven Beeinträchtigung erforderlich. Die Gabe von Magnesium ist bei allen Patienten mit Demenzerkrankungen erforderlich. Dabei müssen nicht nur die erniedrigten Serumkonzentrationen, sondern auch die intrazellulären Magnesiumspiegel korrigiert werden.
>
> Die Gabe von Magnesium ist umso wirksamer, je früher sie erfolgt, und sollte für alle Personen mit einem Risiko für Demenzerkrankungen obligatorisch sein. Nach dem Absterben von Nervenzellen und dem Verlust einer großen Zahl von Synapsen ist die Wirkung von Magnesium zwar geringer, bleibt aber nicht ganz aus. Ebenso muss bei allen Diabetikern ein Magnesiummangel ausgeglichen werden. Dadurch wird das Risiko des Auftretens und/oder der Verschlechterung einer Alzheimer-Demenz verringert.
>
> Die gleichzeitige Gabe von Magnesium mit Arzneimitteln gegen Alzheimer-Demenz wird in allen Situationen empfohlen, auch wenn es nur wenige klinische Studien gibt, die einen klaren Vorteil dieser Kombination zeigen. Unterstützt wird diese Empfehlung jedoch durch experimentelle Daten zur Wirkung von Magnesium bei dieser Erkrankung. Die Heterogenität der klinischen Daten ist auf verschiedene Probleme bei der Studiendurchführung zurückzuführen, z. B. die exakte Bestimmung des Zeitpunkts des Ausbruchs der Alzheimer-Demenz, die Vielfalt der Ausprägungen der Erkrankung bei den betroffenen Patienten, das häufige Fehlen von Messungen des intrazellulären Magnesiums und die erheblichen Unterschiede hinsichtlich der Dauer und Dosierung der Magnesiumsupplementierung. Zu beachten sind auch die (häufig übersehenen) subklinischen Formen der Hypomagnesiämie sowie die Arzneimittel gegen mit Alzheimer-Demenz assoziierte Erkrankungen, die die Magnesiumausscheidung aus dem Körper erhöhen und so eine Normalisierung des Magnesiumhaushalts trotz Supplementierung verhindern.

Literatur

1. Chui D, Chen Z, YuJ, Zhang H, Wang W, Yuetao Song Y, Huan Yang H, Liang Zhou L. (2011) Magnesium in Alzheimer's disease. In: Vink R, Nechifor M (Hrsg) Magnesium in the central nervous system. University of Adelaide Press, Adelaide, S 239–249

2. Dominguez LJ, Barbagallo M, Munoz-Garcia M, Godos J, Martinez-Gonzalez MA (2019) Dietary Patterns and cognitive decline: key features for prevention. Curr Pharm Des 25(22):2428–2442
3. Francis PT (2003) Glutamatergic systems in Alzheimer's disease. Int J Geriatr Psychiatry 18(Suppl1):15–21
4. Yu J, Sun M, Chen Z, Lu J, Liu Y, Zhou L, Xu X, Fan D, Chui D (2010) Magnesium modulates amyloid-beta protein precursor trafficking and processing. J Alzheimers Dis 20(4):1091–1106
5. Zhu D, Su Y, Fu B, Xu H (2018) Magnesium reduces blood-brain barrier permeability and regulates amyloid-β transcytosis. Mol Neurobiol 55(9):7118–7131
6. Slutsky I, Abumaria N, Wu LJ, Huang C, Zhang L, Li B, Zhao X, Govindarajan A, Zhao MG, Zhuo M, Tonegawa S, Liu G (2010) Enhancement of learning and memory by elevating brain magnesium. Neuron 65(2):165–177
7. Toffa DH, Magnerou MA, Kassab A, Djibo FH, Sow AD (2019) Can magnesium reduce central neurodegeneration in Alzheimer's disease? Basic evidences and research needs. Neurochem Int 126:195–202
8. Yamanaka R, Shindo Y, Oka K (2019) Magnesium is a key player in neuronal maturation and neuropathology. Int J Mol Sci 20(14):3439
9. Hnilicova P, Grendar M, Koprusakova MT, Kralova AT, Harsanyiova J, Krssak M et al (2024) Brain of miyoshi myopathy/dysferlinopathy patients presents with structural and metabolic anomalies. Sci Rep 14:19267
10. Yu L, Xu L, Xu M, Wan B, Yu L, Huang Q (2011) Role of Mg^{2+} ions in protein kinase phosphorylation: insights from molecular dynamics simulations of ATP-kinase complexes. Mol Simul 37:1143–1150
11. Liao W, Wei J, Liu C, Luo H, Ruan Y, Mai Y, Yu Q, Cao Z, Xu J, Zheng D, Sheng Z, Zhou X, Liu J (2024) Magnesium-L-threonate treats Alzheimer's disease by modulating the microbiota-gut-brain axis. Neural Regen Res 19(10):2281–2289
12. Li W, Yu J, Liu Y, Huang X, Abumaria N, Zhu Y, Huang X, Xiong W, Ren C, Liu XG, Chui D, Liu G (2014) Elevation of brain magnesium prevents synaptic loss and reverse cognitive deficits in Alzheimer's disease mouse model. Mol Brain 7:65–98
13. Rom S, Zuluaga-Ramirez V, Gajghate S, Seliga A, Winfield M, Heldt NA, Kolpakov MA, Bashikirova YV, Sabri AK, Persidsky Y (2019) Hyperglycemia-driven neuroinflammation compromises BBB leading to memory loss in both diabetes mellitus (DM) type 1 and type 2 mouse models. Mol Neurobiol 56(3):1883–1896
14. Nowell J, Blunt E, Gupta D, Edison P (2023) Antidiabetic agents as a novel treatment for Alzheimer's and Parkinson's disease. Ageing Res Rev 89:101979
15. Cherbuin N, Kumar R, Sachdev PS, Anstey KJ (2014) Dietary mineral intake and risk of mild cognitive impairment: the PATH through Life Project. Front Aging Neurosci 6:4
16. Zhang CQ, Sun LQ, Sun HB (2022) Effects of magnesium valproate adjuvant therapy on patients with dementia: a systematic review and meta-analysis. Medicine (Baltimore) 101(31):e29642

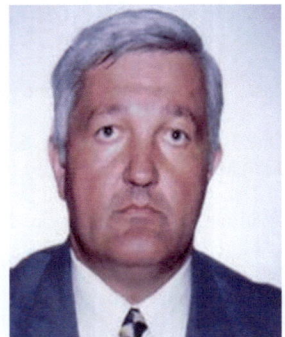

Prof. Dr. med. Mihai Nechifor studierte Medizin an der Universität für Medizin und Pharmazie „Gr. T. Popa" in Iasi, Rumänien und promovierte dort 1985 in Pharmakologie. 1996 wurde er dort zum ordentlichen Professor für Pharmakologie ernannt und 2016 emeritiert. Auslandsstipendien und Forschungsaufenthalte verbrachte er am Institut für Zellbiologie, Bukarest, dem Henri-Beaufour-Institut in Paris, dem pharmakologischen Institut in Leiden, dem pharmakologischen Institut Freiburg und anderen. Er publizierte 29 Fachbücher, 40 Buchkapitel und 239 Veröffentlichungen in internationalen wissenschaftlichen Zeitschriften. Aktive Teilnahme an mehr als 140 internationalen wissenschaftlichen Tagungen. Eingeladener Redner und Plenarvortrag bei wichtigen europäischen, internationalen und nationalen Tagungen. Prof. Nechifor war Präsident der Rumänischen Gesellschaft für Magnesiumforschung (2009-2019), Präsident des XII. Internationalen Magnesiumsymposiums Iasi 2009 und Vorsitzender der Arbeitsgruppe „Kollaterale Wirkungen von Antiinfektiva" der Internationalen Gesellschaft für Chemotherapie (ISC) (2008-2019). Seine Interessengebiete sind: Psychopharmakologie, Magnesium und andere bivalente Kationen, Kollateralwirkungen von Antiinfektiva, Eicosanoide.

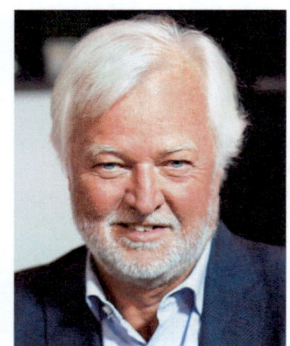

Prof. Dr. rer. nat. Jürgen Vormann, Jahrgang 1953, studierte Ernährungswissenschaften an der Universität Hohenheim/Stuttgart, wo er auch in Pharmakologie und Toxikologie der Ernährung promovierte. Er habilitierte sich für Biochemie am Institut für Molekularbiologie und Biochemie des Universitätsklinikums Benjamin Franklin der Freien Universität Berlin und wurde dort zum apl. Professors ernannt. Seine Arbeitsschwerpunkte sind: Biochemie und Pathophysiologie pharmakologisch wirksamer Lebensmittelinhaltsstoffe, Magnesium und gesundheitliche Wirkungen, Säure-Basen-Stoffwechsel. Er hat mehr als 280 Publikationen in wissenschaftlichen Zeitschriften, Monographien und Lehrbüchern verfasst. Prof. Vormann ist Leiter des Instituts für Prävention und Ernährung (IPEV) in Ismaning/München. Darüber hinaus ist er seit 2023 Leiter des Bereichs Ernährung an der Deutschen Berufsakademie-Sport und Gesundheit in Baunatal/Kassel. Prof. Vormann war Präsident der Deutschen Gesellschaft für Magnesium-Forschung und Vorsitzender der Gordon Research Conference „Magnesium in Biochemical Processes and Medicine", Ventura, USA, und ist Mitglied in den Beiräten verschiedener Ernährungsorganisationen.

Bedeutung von Magnesium bei schweren Depressionen und deren Behandlung

Mihai Nechifor und Jürgen Vormann

Die Major Depression ist eine der häufigsten Erkrankungen in der psychiatrischen Praxis und eine Krankheit, die weltweit eine große Zahl von Menschen betrifft. Sie ist aktuell die wichtigste Stimmungsstörung. Es gibt Daten, die zeigen, dass die Major Depression weltweit die am weitesten verbreitete und eine der am stärksten beeinträchtigenden Erkrankungen ist. Die Zahl der Patienten mit Major Depression steigt in allen Ländern rapide an, von weltweit 172 Mio. Betroffenen 1990 nahm die Anzahl von Patienten mit Depression bis zum Jahr 2017 auf 258 Mio. zu.

Die Major Depression ist eine rezidivierende Erkrankung mit einer hohen Rückfallquote zwischen 75 und 90 %, wenn man die Patienten nach der ersten Krankheitsepisode betrachtet.

Etwa 18 % der Patienten mit Major Depression gaben an, 10 oder mehr Krankheitsschübe gehabt zu haben. Es sind nur wenige prognostische Faktoren bekannt, die die Häufigkeit von Rückfällen und die damit verbundenen therapeutischen Probleme vorhersagen könnten. Das Gehirn depressiver Patienten ist nicht in einigen seiner wichtigsten Funktionen beeinträchtigt, sondern auch in seiner Struktur.

Bildgebende Untersuchungen des Gehirns depressiver Patienten haben gezeigt, dass die am stärksten betroffenen Hirnregionen das limbische System, der präfrontale Kortex und der Hippocampus sind. In diesen Hirnregionen kommt es im Vergleich zu gleichaltrigen gesunden Personen zu einer Volumenreduktion, aber auch zu Veränderungen in der zerebralen Zytoarchitektur. Die Anzahl der dendritischen Dornen ist im präfrontalen Kortex signifikant reduziert.

An der Entstehung einer Major Depression sind sowohl genetische als auch epigenetische Faktoren beteiligt. Das genaue Ausmaß der Beteiligung der jeweiligen Faktoren ist nicht bekannt, aber die vorliegenden Daten sprechen für eine wichtige Rolle der epigenetischen Faktoren [1].

Text: Mihai Nechifor, Ergänzungen: Jürgen Vormann

Mechanismen der antidepressiven Wirkung von Magnesium

Es gibt mehrere Mechanismen, über die Magnesium eine antidepressive Wirkung ausübt (Abb. 1). Die am häufigsten untersuchten sind: Reduktion der Aktivität des glutamatergen Systems im Gehirn durch Beeinflussung der NMDA-Rezeptoren; Beeinflussung der Funktion einiger monoaminerger Systeme im Gehirn (in erster Linie der Aktivität des serotonergen Systems, aber auch der zentralen dopaminergen Aktivität); Steigerung der bei depressiven Patienten drastisch reduzierten Neuroplastizität; anti-apoptotische Wirkung; Reduktion von oxidativem Stress;

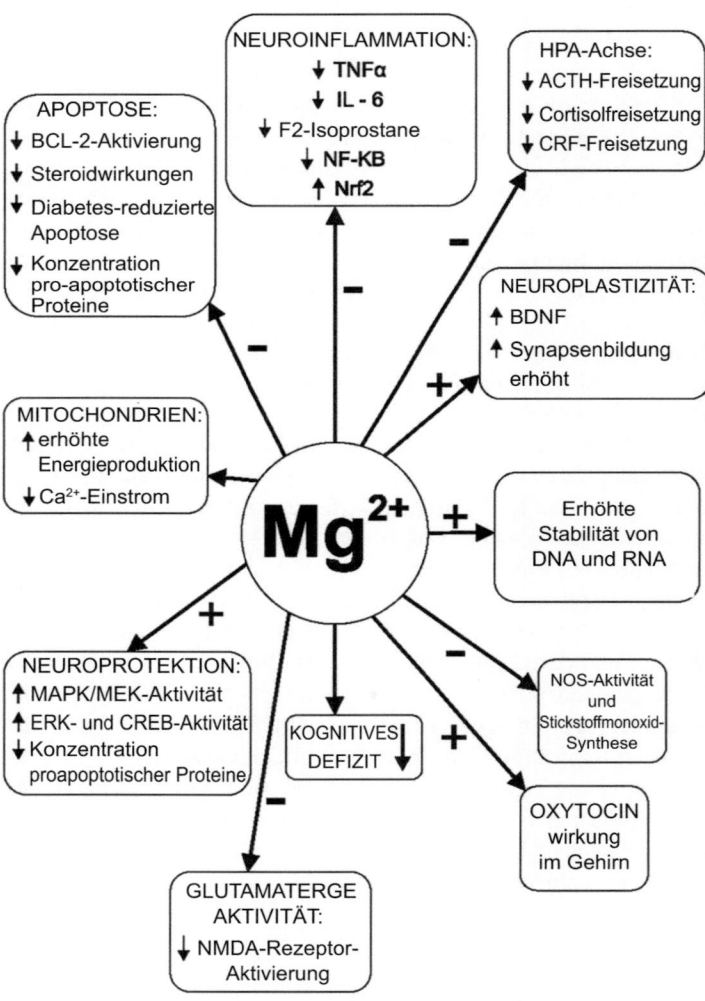

Abb. 1 Verbindungen zwischen Magnesium und Depression

Verminderung der Neuroinflammation; Verstärkung der Wirkung von BDNF (Brain-derived neurotrophic factor); Schutz von DNA und RNA und Erhöhung der Stabilität der Nukleinsäuren; Verminderung der Hyperaktivität der HPA-Achse; Erhöhung der Wirkung von Oxytocin im Gehirn; Verringerung der Aktivität der Mikroglia; Erhöhung der mitochondrialen Energieproduktion; Verbesserung der Schlafqualität; Erhöhung der Konzentration von Sirtuin 1 (SIRT1) im Gehirn. Magnesium wirkt über alle diese Mechanismen gleichzeitig.

Verringerung der Aktivität der Histon-Deacytelasen

Die Genbeteiligung an der Major Depression ist polygenetisch. Es wurde kein einzelnes Gen identifiziert, das einen entscheidenden Einfluss auf das Auftreten der Erkrankung hat, sondern das Auftreten mehrerer unterschiedlicher Genvarianten wie z. B. das Gen für den Glucocorticoidrezeptor NR3C1, das Gen für den metabotropen Glutamatrezeptor 2 (GRM2), das Gen für den Serotonintransporter (SLC6A4), das Gen für die Glykogensynthase-Kinase-3β und wahrscheinlich noch weitere. Es gibt keine Daten, die eine direkte Wirkung von Magnesium auf diese Gene belegen, aber einige Daten zur Wirkung dieses Kations auf die Proteine, deren Synthese von diesen Genen kodiert wird. Ein wichtiger Faktor im Zusammenspiel zwischen genetischen und epigenetischen Faktoren, die bei der Major Depression eine Rolle spielen, ist die Wirkung von Histon-Deacetylasen. Bei depressiven Patienten wurde eine erhöhte Aktivität dieser Enzyme beobachtet. Eine erhöhte Aktivität der Histon-Deacetylasen verstärkt die Wechselwirkungen zwischen DNA und Histonen, stört die normale Aktivität der DNA und führt zu einer verstärkten Kondensation des Chromatins. Schließlich wird die Transkription der genetischen Information von der DNA gestört. Chronischer Stress erhöht die Aktivität bestimmter Histon-Deacetylasen. Dies ist eine mögliche Beteiligung von Stress an der Entstehung der Major Depression. Magnesium reduziert die Aktivität der Histon-Deacetylasen und trägt zur Aufrechterhaltung einer normalen Transkriptionsaktivität auf DNA-Ebene bei.

Reduktion der Aktivität des glutamatergen Systems im Gehirn durch Beeinflussung der NMDA-Rezeptoren

Bei depressiven Patienten ist die Aktivität der durch Glutamat stimulierten NMDA-Rezeptoren erhöht. Dieser Mechanismus führt zu einem Ungleichgewicht zwischen erregenden und hemmenden Systemen im Gehirn. Dieses Ungleichgewicht wird als einer der wichtigsten pathogenetischen Mechanismen dieser Erkrankung angesehen. Magnesium blockiert den mit NMDA-Rezeptoren gekoppelten Kalziumkanal. Dadurch verringert es die Wirkung von Glutamat, der wichtigsten erregenden Aminosäure im Gehirn, und senkt die intraneuronale Kalziumkonzentration. Einige Arzneimittel, die zur Behandlung der Major Depression eingesetzt werden, wie z. B. Ketamin, blockieren die NMDA-Rezeptoren (allerdings über einen anderen

Mechanismus). Magnesium stellt das Gleichgewicht zwischen den erregenden und hemmenden Systemen im Gehirn teilweise wieder her.

Darüber hinaus ist die Aktivität der GABAergen Systeme bei der Major Depression reduziert.

In Zellkulturen mit Neuronen des Hippocampus bewirkt eine niedrige Magnesiumkonzentration eine verminderte Expression der GABA-A-Rezeptoruntereinheiten α1, γ2 und δ. Dies beeinträchtigt die Funktion des GABAergen Systems im Gehirn und das Gleichgewicht zwischen dem GABAergen und dem erregenden glutamatergen System. Es liegen Daten vor, die eine Potenzierung der GABA-A-Rezeptoraktivität durch Magnesium zeigen.

Beeinflussung des serotonergen Systems

Magnesium verringert den Serotoninumsatz, verlangsamt dessen Metabolismus und führt zu noch höheren synaptischen Konzentrationen dieses Neurotransmitters, der eine wesentliche Rolle bei den Mechanismen spielt, die zur Linderung von Depressionen beitragen [2].

In diesem Sinne wirkt Magnesium synergistisch mit selektiven Serotonin-Wiederaufnahmehemmern (SSRI). Darüber hinaus wurde in Humanstudien nach Verabreichung von Imipramin oder Sertralin über einen Zeitraum von mindestens 4 Wochen ein Anstieg der Erythrozytenkonzentration an Magnesium festgestellt [3].

Andere Studien zeigen, dass bei erwachsenen männlichen Mäusen mit genetisch bedingt hohen Magnesiumkonzentrationen der Gehalt an 5-HIAA (dem Hauptmetaboliten von Serotonin) im Gehirn signifikant höher war als bei Tieren mit niedriger Magnesiumkonzentration im Serum. Dies zeigt indirekt, dass Magnesium die Serotoninkonzentration im Gehirn erhöht.

Depressionen werden mit einer Reihe von Störungen in Verbindung gebracht, zu den wichtigsten gehören Angstzustände, verminderte kognitive Fähigkeiten und Essstörungen. Bei all diesen Störungen spielt ein Magnesiummangel eine Rolle.

Steigerung der Neuroplastizität und anti-apoptotische Wirkung

Die Abnahme der Neuroplastizität, die Volumenabnahme bestimmter Hirnregionen (insbesondere im Hippocampus) und die Abnahme der Synapsenzahl sind wesentliche Elemente der Pathogenese der Major Depression [4].

Eine Neurodegeneration, die Abnahme der Neuronenzahl in bestimmten Hirnregionen (Hypothalamus, präfrontaler Kortex und weitere) und die verminderte Neurogenese sind Phänomene, die bei allen depressiven Patienten auftreten.

Magnesium wirkt auf der Ebene der adulten neuralen Vorläuferzellen und stimuliert die Neurogenese. Die Stimulation erfolgt durch eine Erhöhung der Aktivität der Extracellular signal-regulated kinase ERK und CREB. Bei experimentell induzierter (Major) Depression wurde eine Zunahme der neuronalen Apoptose festgestellt, insbesondere im Hippocampus. Chronischer experimenteller Stress erhöht die Apoptose bei Tieren und führt zu Funktionsstörungen auf der Ebene der Mikroglia. Eine hohe Steroidexposition führt ebenfalls zu einer erhöhten neuronalen Apoptose. Eine erhöhte neuronale Apoptose ist auch an der diabetesassoziierten Depression beteiligt. Diabetes ist ein weiterer wichtiger Faktor, der die neuronale Apoptose erhöht. Ein hohes Maß an neuronaler Apoptose, das bei Patienten mit Depression auftritt, kann nur in geringem Maße durch die Stimulierung der Neurogenese reduziert werden, sodass der Nutzen einer Magnesiumsupplementierung umso größer ist, je früher sie erfolgt. Magnesium spielt eine wichtige Rolle bei der Neuroprotektion. Es erhöht das Aktivitätsniveau der Mitogen-aktivierten Proteinkinase/Extracellular signal-regulated kinase (MEK) und die Konzentration des anti-apoptotischen Proteins BCL-2. Die Gabe von Magnesium reduzierte die Konzentration pro-apoptotischer Proteine im Gehirn. Magnesium erhöht die Proliferation neuronaler Stammzellen, die bei depressiven Patienten stark reduziert ist. Die Wirkung von Antidepressiva durch Hemmung der Wiederaufnahme bestimmter Neurotransmitter (Serotonin und Noradrenalin) kann deren therapeutische Wirkung nicht allein erklären. Diese Arzneimittel reduzieren zusätzlich die neuronale Apoptose. Einige Arzneimittel wie z. B. Rolipram reduzieren die neuronale Apoptose durch die Aktivierung des cAMP (EPAC)/ERK-Signalweges.

Das Magnesium im Zytosol ist durch seinen Einfluss auf die Regulation der ERK- und CREB-Aktivität sowie auf die Entwicklung und Organisation neuronaler Netzwerke von Bedeutung.

Reduktion von oxidativem Stress

Erhöhter oxidativer Stress wird als eine Ursache der Major Depression angesehen und ist sowohl bei Patienten mit Major Depression als auch bei Tieren in experimentellen Depressionsmodellen vorhanden. Oxidativer Stress ist an der Neurodegeneration beteiligt und einer der wichtigsten Faktoren in der Pathogenese der Major Depression. Magnesiummangel erhöhte die Produktion reaktiver Sauerstoffspezies (ROS) im Gehirn. Eine Abnahme der mitochondrialen Magnesiumkonzentration beeinträchtigt die Zellatmung und erhöht die Produktion von ROS. Ein verminderter intrazellulärer Magnesiumspiegel verringert die Aktivität von SOD, Katalase und die Glutathionkonzentration. Auch das mitochondriale Membranpotenzial nimmt ab. Ein hohes Maß an oxidativem Stress wird als eine der Ursachen für das verminderte Ansprechen einiger Patienten auf eine Therapie mit Serotonin-Wiederaufnahmehemmern (SSRI) angesehen. Bei Patienten mit Major Depression, die 8 Wochen lang mit SSRI behandelt wurden, wurde eine signifikante Abnahme der Plasmaspiegel einiger häufig verwendeter Marker für oxidativen Stress wie MDA, Tumornekrosefaktor(TNF)-α, Interleukin(IL)-6 und F2-Isoprostan festgestellt. Der Nuclear factor euthyroid 2-related factor 2 (Nrf2) ist ein Faktor, der am Pathomechanismus der Major Depression beteiligt ist. Dieser Faktor spielt eine wichtige Rolle in den antioxidativen Systemen, deren Funktion eine teilweise schützende Rolle bei der Entstehung der Major Depression spielt. Dieser Faktor reduziert das kognitive Defizit und die Neuroinflammation, beides pathologische Prozesse, die bei depressiven Patienten auftreten. In Fällen von Selbstmord war der Nrf2-Spiegel signifikant erniedrigt. Die experimentelle Gabe von Magnesiumisoglycyrrhizinat aktivierte Nrf2 und reduzierte oxidativen Stress.

Oxidativer Stress und die Synthese der oben genannten Biomarker werden durch die Gabe von Magnesium verringert.

Verminderung der Neuroinflammation

Neuroinflammation ist ein wichtiger Faktor im Mechanismus der Entstehung schwerer Depressionen. Hauptursache der Neuroinflammation ist die stark erhöhte Produktion proinflammatorischer Zytokine im Gehirn, vor allem durch Mikroglia, aber auch durch andere Zellen. Bei dieser überschießenden Zytokinsynthese spielt der NF-κB-Signalweg eine wichtige Rolle. Daher ist auch der Transkriptionsfaktor NF-κB an den pathogenetischen Mechanismen der Major Depression beteiligt. Experimentell induzierter leichter chronischer Stress aktiviert die Freisetzung proinflammatorischer Zytokine in Mikroglia und die Hochregulation der Expression von Nuklearfaktor κB (NF-κB) und IL-1β. Dies ist ein wichtiger Weg, über den chronischer Stress an der Entwicklung der Major Depression und am Auftreten von Rückfällen beteiligt ist. Magnesiummangel aktiviert NF-κB, und die Gabe von Magnesium reduziert die Aktivität dieses Faktors und verringert den Entzündungsprozess.

TNF-α ist ebenfalls daran beteiligt. Bei erwachsenen Patienten mit Major Depression sind die Serumkonzentrationen von TNF-α und IL-6 im Vergleich zu gleichaltrigen gesunden Personen statistisch signifikant erhöht. Die experimentelle periphere Verabreichung von TNF-α führt zu depressiven Symptomen, und die Verabreichung von TNF-α-Hemmern wie Etanercept und Infliximab bewirkt eine Verbesserung depressiver Verhaltensweisen bei depressiven Patienten.

Ein niedriger Serum-Magnesiumspiegel korreliert mit einer erhöhten TNF-α-Synthese. Die Verabreichung einer täglichen Dosis von 300 mg Magnesium bei Erwachsenen über einen Zeitraum von 3 Monaten führte zu einer signifikanten Abnahme der Genexpression von IL-18 und TNF-α. Die Erhöhung der intrazellulärem Magnesiumkonzentration bewirkt eine verminderte Freisetzung von IL-1β, IL-8 und TNF-α. Proinflammatorische Zytokine wie TNF-α, IL-1 und weitere sind sowohl an der Neuroinflammation als auch an der Ätiopathogenese der Depression beteiligt. Magnesium reduziert die Synthese und die proinflammatorische Wirkung dieser Zytokine.

Verstärkung der Wirkung von BNDF

BDNF (Brain-derived neurotrophic factor) ist an der synaptischen Plastizität und der Widerstandsfähigkeit gegenüber verschiedenen Arten neuronaler Verletzungen beteiligt. Eine Abnahme des BDNF-Spiegels ist ein Schlüsselelement in der Entstehung der Major Depression. Magnesium wirkt direkt, indem es die Synthese und Aktivität von BDNF stimuliert. Ebenso hemmt Magnesium die Aktivität von GSK-3. Dieses Enzym hemmt sowohl das cAMP response element-binding protein (CREB) als auch die BDNF-Aktivität. Sowohl die CREB- als auch die BDNF-Aktivität sind bei der Major Depression vermindert. CREB ist ein wesentlicher Faktor bei der Transkription biologischer Signale. Extrazelluläres Magnesium steigert die Aktivierung von CREB. Bei der Major Depression wird eine Abnahme dieser Aktivierung beobachtet. Die Wiederherstellung normaler Magnesiumkonzentrationen ist bei diesen Patienten von entscheidender Bedeutung. Einige Antidepressiva erhöhen die Konzentration dieses Faktors, was mit einer Verbesserung des Zustands der Patienten einhergeht. Ketamin (ein nichtkompetitiver Antagonist der MNDA-Rezeptoren) hat eine starke antidepressive Wirkung und erhöht die BDNF-Konzentration. Es wurde gezeigt, dass die rasche antidepressive Wirkung von Ketamin eine ebenso schnelle Steigerung der Synthese und Freisetzung von BDNF erfordert. Einige Forschungsarbeiten deuten darauf hin, dass die Abnahme der BDNF-Konzentration ein wichtiger Biomarker für ein erhöhtes Suizidrisiko bei Patienten mit Major Depression ist. Die vorliegenden Daten zeigen, dass die Kombination von Magnesium mit antidepressiven Arzneimitteln sinnvoll und die Korrektur einer Hypomagnesiämie bei depressiven Patienten notwendig ist. Einer der wichtigsten pathogenetischen Mechanismen der Major Depression ist die deutliche Verminderung der Neuroplastizität. Die Steigerung der Neuroplastizität durch einige Antidepressiva (wie z. B. Fluoxetin) beinhaltet auch eine Erhöhung der BDNF-Konzentration im Gehirn ein. Magnesium erhöht gleichzeitig sowohl die Neuroplastizität als auch die BDNF-Konzentration. Einige Autoren glauben, dass der BDNF-Spiegel ein Biomarker für die Behandlung der Major Depression sein könnte [5].

Schutz von DNA und RNA und Erhöhung der Stabilität der Nukleinsäuren

Ein Anstieg der DNA-Methylierung wird bei Major Depression beobachtet, aber auch bei anderen Krankheiten in der Humanpathologie sowie in experimentellen Modellen für Angst und Depression bei Tieren. Magnesium reduziert die Aktivität der DNA-Methyltransferasen und verringert die Methylierung dieser Nukleinsäure. Magnesium hat daher eine positive Wirkung bei der Major Depression, indem es die normale Funktion der DNA schützt.

Ein Problem ist die Beteiligung von MikroRNAs an der Pathogenese der Major Depression. MikroRNAs sind kurze, nicht-codierende RNA-Moleküle. Es gibt noch einige andere Arten von Molekülen. Sie sind an der posttranskriptionellen Regulation der Expression bestimmter Gene beteiligt. Bei Patienten mit Major Depression wurden im Vergleich zu gesunden Personen mehrere Arten von MikroRNAs mit veränderter Struktur identifiziert. Diese strukturellen Veränderungen der MikroRNAs verändern die Wirkung dieser Transkriptionsfaktoren auf die

Expression bestimmter Gene. Diese strukturellen Veränderungen der MikroRNA-Moleküle sind an der Pathogenese der Major Depression beteiligt.

Magnesium erhöht die Stabilität von RNA- und DNA-Molekülen. Strukturelle Veränderungen auf der Ebene der MikroRNA werden ebenfalls reduziert. Auf diese Weise kann Magnesium das Risiko, an einer Major Depression zu erkranken, verringern.

Verminderung der Hyperaktivität der HPA-Achse

Die Hypothalamus-Hypophysen-Nebennierenrinden-Achse (HPA-Achse) ist an der Pathogenese der Major Depression und anderer psychiatrischer Erkrankungen beteiligt. Zwischen 40 und 60 % der depressiven Patienten weisen eine Hypercortisolämie auf. Dies ist auch bei Patienten mit psychotischer Depression noch häufig zu beobachten. Ein Überschuss von Cortisol wird auch mit einer verminderten kognitiven Leistungsfähigkeit dieser Patienten in Verbindung gebracht. Die Expression von Corticoidrezeptoren ist bei Patienten mit Major Depression im anterioren Hippocampus deutlich reduziert.

Der wichtigste Stimulator einer erhöhten Cortisolfreisetzung ist Stress [6]. Magnesium reduziert dagegen die Cortisolausschüttung und verbessert die kognitiven Funktionen. Fluoxetin, das in der Behandlung der Major Depressionen eingesetzt wird, senkt den Plasma-Cortisolspiegel ebenso wie Magnesium. Bei einer beträchtlichen Anzahl von depressiven Patienten bleibt der Cortisolspiegel auch nach Genesung von der ersten Krankheitsepisode erhöht. Dies ist auch eine der Ursachen für Rückfälle. Bei diesen Patienten ist nach Klinikentlassung ebenfalls eine Gabe von Magnesium erforderlich, um die Cortisolfreisetzung zu verringern.

Major Depression und die Angstzustände der betroffenen Patienten sind mit einer signifikant erhöhten Freisetzung von Adrenocorticotropin (ACTH) verbunden, wobei diese Hypersekretion in allen Altersgruppen auftritt. Magnesium hemmt die Freisetzung von ACTH an der Hypophyse [7]. Auf diese Weise reduziert Magnesium die Cortisolsynthese auf zwei verschiedene Arten: durch direkte Hemmung der Synthese und indirekt vermittelt durch die Hemmung der Freisetzung von ACTH. Auch die Freisetzung des Corticotropin Releasing Factor (CRF) ist bei Stress und bei Major Depression erhöht. Die experimentelle Verabreichung von CRF verursacht Angst- und depressive Zustände. Der Überschuss an endogenen Corticosteroiden bei depressiven Patienten oder die chronische Verabreichung von Corticosteroiden führt zu einer verminderten Vermehrung neuraler Stammzellen und zu einer Abnahme der Neurogenese.

Erhöhung der Wirkung von Oxytocin im Gehirn

Oxytocin reduziert emotionale Störungen und moduliert die Aktivität der HPA-Achse. Einige Autoren sind der Ansicht, dass dieses Hormon u. a. eine antidepressive und angstlösende Wirkung hat. Magnesium stimuliert die Wirkung von

Oxytocin im Gehirn. Die Aktivierung der Oxytocinrezeptoren durch ihren natürlichen Liganden hängt von der Anwesenheit von Magnesium ab. Bei einer verminderten Magnesiumkonzentration ist die pharmakodynamische Reaktion auf Oxytocin geringer [8].

Verringerung der Aktivität der Mikroglia

Die Aktivierung der Mikroglia unter dem Einfluss von Stress und anderen Faktoren ist an der Pathogenese der Depression beteiligt [9]. Magnesium hemmt die Aktivierung der Mikroglia. Der wahrscheinlich wichtigste Mechanismus, durch den Magnesium die Aktivität der Mikroglia reduziert, ist die Hemmung der Translokation von NF-κB aus dem Zytoplasma in den Zellkern. Eine unmittelbare Folge dieser Hemmung ist eine signifikante Abnahme der Synthese und Freisetzung von IL-β, TNF und Stickstoffmonoxid durch die Mikroglia. Der Einstrom von Ca^{2+}-Ionen in die Mikroglia über bestimmte Kalziumkanäle ist ebenfalls an der Aktivierung dieser Zellen beteiligt. Magnesium wirkt dem Kalziumeinstrom in die Zelle entgegen, indem es bestimmte Kalziumkanäle blockiert und dadurch auch die Aktivierung der Mikroglia reduziert. Proinflammatorische Zytokine, die nach der Aktivierung der Mikroglia im Übermaß synthetisiert werden, bestimmen die Aktivierung pro-apoptotischer Mitglieder der BCL-2-Familie und die Zunahme der Apoptose.

Erhöhung der mitochondrialen Energieproduktion

Eine der Ursachen der Major Depression ist ein Energieverlust auf neuronaler Ebene. Mitochondrien sind die zellulären Organellen, die an der Produktion der für neuronale Stoffwechselprozesse benötigten Energie beteiligt sind. Chronischer Stress führt zu einer mitochondrialen Dysfunktion und vermindert die Energiegewinnung. Patienten mit Major Depression weisen mitochondriale Dysfunktionen auf. Die Beeinträchtigung der Energieversorgung des Gehirns ist ein Mechanismus, der bei der Major Depression eine Rolle spielt und durch mitochondriale Fehlfunktionen verursacht wird. Der Glukosestoffwechsel benötigt zwingend Energie (das Gehirn verbraucht 20–25 % der gesamten dem Körper zugeführten Glukose), und dieser Stoffwechsel ist bei depressiven Personen niedrig. Magnesium ist essenziell für alle ATP-abhängigen Reaktionen. Eine Verringerung der Magnesiumkonzentration führt zu einer signifikanten Reduktion der Energiemenge auf zellulärer Ebene. Chronisch erhöhte Glucocorticoidspiegel infolge von Stress führen zu Störungen der Atmungskette und zu mitochondrialen Dysfunktionen.

Chronische Müdigkeit tritt bei Patienten mit Major Depression häufig auf. Die beteiligten Faktoren sind vielfältig, einer davon ist Magnesiummangel. Menschen mit chronischer Müdigkeit berichteten, dass sie nach der Einnahme von Magnesium mehr Energie hatten und sich ihr emotionaler Zustand verbesserte.

Verringerung der Aktivität von Stickstoffmonoxid

Stickstoffmonoxid, das im Gehirn aus Arginin synthetisiert wird, ist ein zerebraler Neurotransmitter, der an der Pathogenese der Major Depression beteiligt ist [10]. Diese Substanz, die eine modulierende Rolle bei der Freisetzung bestimmter zerebraler Neurotransmitter spielt, wird durch drei Stickstoffmonoxid-Synthasen (NOS) synthetisiert. Im Hinblick auf die Major Depression sind die wichtigsten die nNOS (neuronale NOS) und die iNOS (induzierbare NOS). Eine hohe iNOS-Aktivität wird bei depressiven Patienten und unter Stressbedingungen beobachtet. Die Aktivität dieses Enzyms ist insbesondere im Hippocampus, Hypothalamus und Locus coeruleus erhöht. Die Verminderung der Stickstoffmonoxid-Synthese hat antidepressive Wirkungen. Es konnte gezeigt werden, dass Paroxetin (ein SSRI-Antidepressivum) ebenfalls die NOS hemmt und die zerebrale Stickstoffmonoxid-Synthese reduziert.

Andererseits war die Plasmakonzentration von Stickstoffmonoxid-Metaboliten bei Suizidpatienten im Vergleich zu nicht-suizidalen Patienten mit Major Depression und Personen ohne Depression deutlich erhöht.

In experimentellen Studien wurde nachgewiesen, dass Magnesiumthreonat die iNOS hemmt und die Synthese von Stickstoffmonoxid reduziert. In Zellkulturen führte eine niedrige Magnesiumkonzentration zu einer erhöhten Stickstoffmonoxid-Synthese. Eine Erhöhung der intrazellulären Kalziumkonzentration steigert die Synthese und Freisetzung von Stickstoffmonoxid. Da Magnesium ein natürlicher Ca^{2+}-Antagonist ist, verringert es den Einstrom von Kalziumionen in die Zelle.

Verbesserung der Schlafqualität

Der Einfluss von Magnesium auf den Schlaf ist ebenfalls wichtig. Viele Patienten mit Major Depression leiden unter Schlafstörungen und einer schlechten Schlafqualität. In experimentellen Studien wurde beobachtet, dass bei Tieren mit niedriger Serum-Magnesiumkonzentration auch die Melatoninkonzentration vermindert war. Dieses Hormon ist sehr wichtig für die Regulation und die Qualität des Schlafes. Die Normalisierung des Melatoninspiegels nach Ausgleich des Magnesiumhaushalts wirkt sich günstig auf den Schlaf aus.

Eine Erhöhung der Magnesiumzufuhr führt sowohl bei depressiven Patienten als auch bei Personen mit anderen Erkrankungen zu einer deutlichen Verbesserung von Schlafdauer und -qualität.

Erhöhung der Konzentration von Sirtuin 1 im Gehirn

Sirtuin 1 (SIRT1) ist ein wichtiger Faktor, der die Kognition beeinflusst und eine Rolle bei der Steigerung der Neuroplastizität spielt, insbesondere im Hippocampus. Bei Patienten mit Major Depression ist der SIRT1-Spiegel reduziert. Magnesium erhöht die Expression und Konzentration von SIRT1 im Gehirn [11].

Diabetes und Depression

Zwischen Depression und Diabetes besteht ein enger Zusammenhang. Depressionen treten bei 22–24 % der Patienten mit Diabetes auf. Es ist erwiesen, dass die diabetische Hyperglykämie, die die Produktion sowohl von ROS erhöht als auch von Faktoren, die an der Neuroinflammation beteiligt sind, die Entwicklung einer Depression begünstigt. Ebenso wurde beobachtet, dass die derzeit verfügbaren Antidepressiva, wenn sie über einen längeren Zeitraum verabreicht werden (2–3 Jahre), den Blutzuckerspiegel senken und die Blutzuckerkontrolle bei Typ-2-Diabetikern mit Depression verbessern. Neben anderen Faktoren ist ein niedriger Magnesiumspiegel ein Element, das an der Entstehung von Diabetes beteiligt ist. Magnesium steigert die Insulinsekretion der Bauchspeicheldrüse und erhöht die Empfindlichkeit der peripheren Insulinrezeptoren für die Wirkung des Hormons. Die Verabreichung von Magnesium und die Normalisierung der zellulären Plasmakonzentrationen von Magnesium bei Diabetikern verringern das Risiko des Auftretens oder des Fortschreitens einer Depression.

Rückfälle

Das Problem der Rückfälle ist bei Depressionen von großer Bedeutung. Die Theorie der Stresssensibilisierung ist heute die anerkannteste Erklärung für das Auftreten von Rückfällen bei depressiven Patienten. Stress verringert die Belohnungsempfindlichkeit und verursacht bestimmte Formen der Anhedonie, die bei Patienten mit Major Depression auftreten [12]. Die Verabreichung von Magnesium in experimentellen Modellen der Major Depression und Anhedonie reduzierte die Anhedonie signifikant [13]. Anhedonie ist ein Hauptsymptom der Major Depression und beeinträchtigt die Lebensqualität der Patienten erheblich. Es wird angenommen, dass Magnesium die Anhedonie hauptsächlich durch eine moderate Stimulation des Belohnungssystems reduziert. Diese Wirkung von Magnesium wurde in experimentellen Studien zur konditionierten Platzpräferenz bei Nagetieren nachgewiesen [14]. Stress ist ein wichtiger Faktor, der sowohl beim erstmaligen Auftreten einer Major Depression als auch beim Auftreten von Rückfällen eine Rolle spielt. Es ist nicht klar, wie lange und wie intensiv eine Stressexposition sein muss, um ein hohes Risiko für das Auftreten einer Major Depression darzustellen, aber Stress ist sicherlich ein wichtiger Faktor in der Krankheitsentstehung der Major Depression.

Es konnte gezeigt werden, dass emotionaler Stress die Bildung von Synapsen in der basalen Amygdala erhöht, was mit erhöhter Angst korreliert, während die Anzahl der Synapsen im präfrontalen Kortex vermindert ist. Magnesium reduziert Angst. Stress erhöht die Freisetzung von Dynorphin (und anderen Neuropeptiden) im Gehirn, und Dynorphin stimuliert stark die Kappa-Opioidrezeptoren. Experimentelle Studien wiesen nach, dass die Stimulation dieser Rezeptoren an der Erzeugung der aversiven Wirkungen von Stress beteiligt ist. Es liegen keine Daten hinsichtlich einer direkten Wirkung von Magnesium auf Kappa-Rezeptoren vor. Experimentelle Studien haben gezeigt, dass diese Rezeptoren eine Rolle in der Pathophysiologie traumatischer Hirnverletzungen spielen. Magnesium reduziert diese Schäden. Es ist möglich, dass ein Teil der Schutzwirkung von Magnesium auf Effekte an diesen Rezeptoren zurückzuführen ist. Die molekularen Mechanismen, die der antidepressiven Wirkung von Magnesium zugrunde liegen, sind in Abb. 1 dargestellt.

Eine Abnahme der Magnesiumspiegel in den Erythrozyten und ein Absinken der Plasma-Zinkkonzentrationen unter den Normalwert gelten als wichtige Prädiktoren für Rückfälle bei Major Depression.

Bei stationär behandelten depressiven Patienten erhöht eine unter dem Normalwert liegende Magnesiumkonzentration in Erythrozyten und Plasma zum Zeitpunkt der Krankenhausentlassung das Risiko von Rückfällen.

Postpartale Depression

Ein weiteres Problem ist die postpartale Depression. Sie ist nicht identisch mit der Major Depression, aber eine Erkrankung, die bei einer großen Zahl von Frauen auftritt. Die Kontrolle der Magnesiumzufuhr während der Schwangerschaft ist wichtig, da der Magnesiumbedarf in dieser Zeit erhöht ist.

Während der Schwangerschaft nehmen der Fötus und die Plazenta Magnesium auf, aber auch das erhöhte Körpergewicht der Mutter erfordert eine erhöhte Magnesiumzufuhr. Hypomagnesiämie während der Schwangerschaft ist ein Faktor, der bei postpartalen Depressionen eine Rolle spielt; ebenso wie eine Hypozinkämie.

Suizidneigung

Hinsichtlich des Zusammenhangs zwischen der Magnesiumkonzentration und der Selbstmordneigung von Patienten mit Major Depression ist die Datenlage nicht eindeutig. Einige Studien an suizidgefährdeten Personen zeigten verminderte Konzentrationen von Magnesium und Zink im Hippocampus.

Therapie der Major Depression

Für die Heterogenität der Studienergebnisse bezüglich des Einflusses einer erhöhten Magnesiumzufuhr bzw. einer Magnesiumsupplementierung bei Patienten mit Major Depression werden folgende Ursachen in Betracht gezogen:

a. Unterschiede in der Diagnose der Major Depression. Es gibt viele depressive Zustände, die nicht die erforderlichen Kriterien für die Diagnose einer Major

Depression erfüllen, z. B. psychosomatische Erkrankungen mit depressiven Elementen, die aber keine Major Depression sind.

b. Genetische Unterschiede zwischen Patienten mit Major Depression in Bezug auf die Transporter, die den Eintritt von Magnesium in die Zellen bzw. in Neuronen und Neuroglia ermöglichen.

c. Im Gegensatz zu den experimentellen Studien an Tiermodellen der Depression, bei denen der genaue Zeitpunkt des Auftretens der Depression sowie die Serumkonzentration von Magnesium zu diesem Zeitpunkt bekannt sind, ist es in der Humanmedizin nur selten möglich, den genauen Zeitpunkt des Auftretens einer Major Depression anzugeben, und fast unmöglich, die Magnesiummenge, die der Patient über die Nahrung oder Nahrungsergänzungsmittel tatsächlich aufnimmt, zu ermitteln.

d. Die intrazelluläre Magnesiumkonzentration wird in der medizinischen Praxis leider nur selten bestimmt. Magnesium liegt zu 98–99 % intrazellulär vor. Die Serumkonzentration von Magnesium liefert nur ein ungefähres Bild von der Konzentration im Körper, insbesondere im Gehirn. Nur wenige Studien haben Korrelationen zwischen der Plasma- und der intrazellulären Magnesiumkonzentration und der Entwicklung einer Major Depression ermittelt.

e. Bei depressiven Patienten gibt es eine Vielzahl von Erkrankungen, die die Magnesiumkonzentration bei diesen Patienten erheblich beeinflussen können. Chronische Diarrhoe, Kurzdarmsyndrom, Erbrechen, Anorexie verschiedener Ursachen, Diabetes und andere Begleiterkrankungen können die Ergebnisse dieser klinischen Studien drastisch verändern.

f. Zahlreiche Medikamente beeinflussen die Magnesiumkonzentration im Körper. Diuretika, Abführmittel, Protonenpumpenhemmer und andere senken die Magnesiumkonzentration.

g. Die exakte Bestimmung der Magnesiumzufuhr ist schon im Krankenhaus und erst recht im ambulanten Bereich nur schwer zu bewerkstelligen. Selbst wenn der genaue Magnesiumgehalt in der Nahrungsration bekannt ist, ist nicht gewährleistet, dass die gesamte Menge in den Körper des Patienten gelangt.

Die Gabe von Magnesium im Rahmen einer antidepressiven Therapie ist auch deshalb wichtig, weil ein relativ hoher Prozentsatz der Patienten mit Major Depression nach der Erstlinientherapie keine Remission erreicht. Antidepressiva, die die Wiederaufnahme von Serotonin und Ketamin hemmen, erhöhen die Magnesiumkonzentration im Gehirn. Es gibt Hinweise darauf, dass die Erhöhung des Magnesiumspiegels in bestimmten Hirnregionen ein gemeinsamer Mechanismus für die antidepressive Wirkung vieler klinisch eingesetzter Arzneimittel ist.

Um wirksam zu sein, müssen die Gabe von Magnesium und der Ausgleich eines Magnesiummangels so kurz wie möglich vor dem Auftreten einer Major Depression erfolgen, und alle Personen mit hohem Risiko werden eine Major Depression entwickeln. Die zahlreichen neuronalen und neuroglialen Funktionsstörungen, die im Rahmen der Chronifizierung einer Major Depression auftreten, sind immer schwieriger zu korrigieren.

Die höhere Inzidenz und Prävalenz der Major Depression bei Frauen, bei denen auch eine Hypomagnesiämie häufiger auftritt als bei Männern, ist ein weiterer Hinweis darauf, dass die Gabe von Magnesium sowohl zur Vorbeugung als auch zur Verringerung der Schwere einer Major Depression wichtig ist. Beim Ausgleich eines Magnesiummangels sollte nicht nur die Serumkonzentration, sondern auch die intrazelluläre Konzentration berücksichtigt werden. Eine konstante und ausreichende Zufuhr von Magnesium mit der Nahrung ist wichtig. Obwohl die Datenlage widersprüchlich ist, zeigen Bevölkerungsstudien mit einer großen Anzahl von Personen beiderlei Geschlechts einen umgekehrten Zusammenhang zwischen der Magnesiumkonzentration im Körper und dem Auftreten von Depressionen. Experimentelle Studien an Nagetieren haben gezeigt, dass eine Ernährung ohne Magnesium oder mit niedrigem Magnesiumgehalt immer ein depressives Verhalten hervorruft, das der menschlichen Depression ähnelt. Die tägliche Verabreichung von Magnesium (248 mg elementares Magnesium pro Tag) über einen Zeitraum von 6 Wochen bei erwachsenen Patienten mit leichten und mittelschweren Formen der Major Depression führte zu einer signifikanten Verbesserung der Ergebnisse des Patient Health Questionnaire-9, zu einer Verringerung der klinischen Manifestationen der Depression und zu einer signifikanten Verminderung von Angstzuständen, einem der charakteristischen Symptome der Major Depression [15].

Fazit

1. Bei Patienten mit Major Depression muss ein Magnesiummangel im Plasma und intrazellulär auf jeden Fall korrigiert werden.
2. Alle experimentellen Daten und ein Teil der klinischen Daten zeigen, dass eine erhöhte Magnesiumzufuhr eine positive Wirkung hat und den Schweregrad der Major Depression verringert.
3. Bei allen Personen mit einem hohen Risiko für eine Major Depression (Personen, die intensivem und langanhaltendem Stress ausgesetzt sind, Diabetiker, chronische Alkoholiker und weitere) müssen die Plasma- und intrazellulären Magnesiumkonzentrationen normalisiert und der Magnesiumhaushalt regelmäßig kontrolliert werden.
4. Einige Arzneimittel, die derzeit in der Behandlung der Major Depression eingesetzt werden, erhöhen die intrazelluläre oder die Plasmakonzentration von Magnesium. Eine adjuvante Gabe von Magnesium zusätzlich zu diesen Arzneimitteln ist angezeigt, auch wenn nicht alle klinischen Studien zum Einsatz dieser Kombination einen therapeutischen Nutzen gezeigt haben.

Literatur

1. Uchida S, Yamagata H, Seki T, Watanabe Y (2018) Epigenetic mechanisms of major depression: targeting neuronal plasticity. Psychiatry Clin Neurosci 72(4):212–227
2. Poleszak E (2007) Modulation of antidepressant-like activity of magnesium by serotonergic system. J Neural Transm 114:1–6

3. Nechifor M (2009) Magnesium in major depression. Magnes Res 22(3):163S-166S
4. Fries GR, Saldana VA, Finnstein J, Rein T (2023) Molecular pathways of major depressive disorder converge on the synapse. Mol Psychiatry 28(1):284–297
5. Rana T, Tapan Behl T, Sehgal A, Srivastava P, Bungau S (2021) Unfolding the role of BDNF as a biomarker for treatment of depression. J Mol Neurosci 71(10):2008–2021
6. Fiksdal A, Hanlin L, Kuras Y, Gianferante D, Chen X, Thoma MV, Rohleder N (2019) Associations between symptoms of depression and anxiety and cortisol responses to and recovery from acute stress. Psychoneuroendocrinology 102:44–52
7. Murck H (2002) Magnesium and affective disorders. Nutr Neurosci 5(6):375–389
8. Bharadwaj VN, MeyerowitzJ, Zou B, Klukinov M, Yan N, Sharma K, Clark DJ, Xie X, Yeomans DC (2022) Impact of magnesium on oxytocin receptor function. Pharmaceutics 14(5):1105.
9. Li B, YangW, Ge T, Wang Y, Cui R (2022) Stress induced microglial activation contributes to depression. Pharmacol Res 179:106145.
10. Ghasemi M, Claunch J, Niu K (2019) Pathologic role of nitrergic neurotransmission in mood disorders. Prog Neurobiol 173:54–87
11. Abe-Higuchi N, Uchida S, Yamagata H, Higuchi F, Hobara T, Hara K, Kobayashi A, Watanabe Y (2016) Hippocampal Sirtuin 1 signaling mediates depression-like behavior. Biol Psychiatry 80(11):815–826
12. Strekalova T, Svirin E, Gorlova A, Sheveleva E, Burova A, Khairetdinova A, Sitdikova K, Zakharova E, Dudchenko AM, Lyundup A, Morozov S (2023) Resilience and vulnerability to stress-induced anhedonia: unveiling brain gene expression and mitochondrial dynamics in a mouse chronic stress depression model. Biomolecules 13(12):1782
13. Pochwat B, Szewczyk B, Sowa-Kucma M, Siwek A, Doboszewska U, Wojciech Piekoszewski W, Gruca P, Papp M, Nowak G (2014) Antidepressant-like activity of magnesium in the chronic mild stress model in rats: alterations in the NMDA receptor subunits. Int J Neuropsychopharmacol 17(3):393–405
14. Nechifor M (2008) Interactions between magnesium and psychotropic drugs. Magnes Res 21(2):97–100
15. Tarleton EK, Littenberg B, MacLean CD, Kennedy AG, Daley C (2017) Role of magnesium supplementation in the treatment of depression: A randomized clinical trial. PLoS One 12(6):e0180067

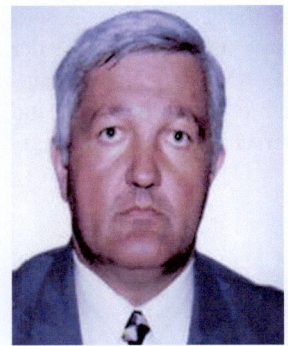

Prof. Dr. med. Mihai Nechifor studierte Medizin an der Universität für Medizin und Pharmazie „Gr. T. Popa" in Iasi, Rumänien und promovierte dort 1985 in Pharmakologie. 1996 wurde er dort zum ordentlichen Professor für Pharmakologie ernannt und 2016 emeritiert. Auslandsstipendien und Forschungsaufenthalte verbrachte er am Institut für Zellbiologie, Bukarest, dem Henri-Beaufour-Institut in Paris, dem pharmakologischen Institut in Leiden, dem pharmakologischen Institut Freiburg und anderen. Er publizierte 29 Fachbücher, 40 Buchkapitel und 239 Veröffentlichungen in internationalen wissenschaftlichen Zeitschriften. Aktive Teilnahme an mehr als 140 internationalen wissenschaftlichen Tagungen. Eingeladener Redner und Plenarvortrag bei wichtigen europäischen, internationalen und nationalen Tagungen. Prof. Nechifor war Präsident der Rumänischen Gesellschaft für Magnesiumforschung (2009–2019), Präsident des XII. Internationalen Magnesiumsymposiums Iasi 2009 und Vorsitzender der Arbeitsgruppe „Kollaterale Wirkungen von Antiinfektiva" der Internationalen Gesellschaft für Chemotherapie (ISC) (2008–2019). Seine Interessengebiete sind: Psychopharmakologie, Magnesium und andere bivalente Kationen, Kollateralwirkungen von Antiinfektiva, Eicosanoide.

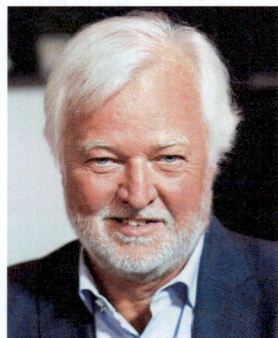

Prof. Dr. rer. nat. Jürgen Vormann, Jahrgang 1953, studierte Ernährungswissenschaften an der Universität Hohenheim/Stuttgart, wo er auch in Pharmakologie und Toxikologie der Ernährung promovierte. Er habilitierte sich für Biochemie am Institut für Molekularbiologie und Biochemie des Universitätsklinikums Benjamin Franklin der Freien Universität Berlin und wurde dort zum apl. Professors ernannt. Seine Arbeitsschwerpunkte sind: Biochemie und Pathophysiologie pharmakologisch wirksamer Lebensmittelinhaltsstoffe, Magnesium und gesundheitliche Wirkungen, Säure-Basen-Stoffwechsel. Er hat mehr als 280 Publikationen in wissenschaftlichen Zeitschriften, Monographien und Lehrbüchern verfasst. Prof. Vormann ist Leiter des Instituts für Prävention und Ernährung (IPEV) in Ismaning/München. Darüber hinaus ist er seit 2023 Leiter des Bereichs Ernährung an der Deutschen Berufsakademie-Sport und Gesundheit in Baunatal/Kassel. Prof. Vormann war Präsident der Deutschen Gesellschaft für Magnesium-Forschung und Vorsitzender der Gordon Research Conference „Magnesium in Biochemical Processes and Medicine", Ventura, USA, und ist Mitglied in den Beiräten verschiedener Ernährungsorganisationen.

Magnesium und Vitamin D

Uwe Gröber und Klaus Kisters

Einleitung

Seit der Entdeckung seiner antirachitischen Wirkung in den 1920er-Jahren hat man das Sonnenhormon lange Zeit nur im Hinblick auf seine Funktion im Kalzium- und Knochenstoffwechsel betrachtet. Eine Vielzahl von Forschungsergebnissen der vergangenen Jahre hat gezeigt, dass Vitamin D in seiner hormonaktiven Form $1,25(OH)_2$-Vitamin D ($1,25(OH)_2D$, Calcitriol) nicht nur ein Regulator der Kalzium- und Phosphathomöostase ist, sondern zahlreiche extraskelettäre Wirkungen aufweist. Darunter sind von besonderer Bedeutung der Einfluss des Vitamin-D-Hormons auf das Herz-Kreislauf-System, das endokrine System, das Immunsystem sowie auf die Zelldifferenzierung und das Zellwachstum [1, 2].

$1,25(OH)_2D$ entfaltet seine vielfältigen biologischen Wirkungen (endokrin, autokrin, parakrin) über die Bindung an Vitamin-D-Rezeptoren (VDR), die in den meisten Körperzellen vorkommen. So wurden Vitamin-D-Rezeptoren in über 35 Zielgeweben gefunden, die nichts mit dem Knochenstoffwechsel zu tun haben. Dazu gehören Endothelzellen, Inselzellen des Pankreas, hämatopoetische Zellen, Herz- und Skelettmuskelzellen, Monozyten, Neuronen, Zellen der Plazenta und T-Lymphozyten. Das Steroidhormon $1,25(OH)_2$Vitamin D reguliert direkt oder indirekt mehr als 2000 der 20.488 Gene des Menschen. Da der Vitamin-D-Rezeptor von zahlreichen Geweben exprimiert wird, resultiert daraus auch die ausgeprägte pleiotrope Wirkung des Vitamin-D-Hormons [1–3]. Die Folgen eines Vitamin-D-Mangels sind somit vielfältig (Abb. 1).

Text: Uwe Gröber und Klaus Kisters, Ergänzungen: Uwe Gröber und Klaus Kisters

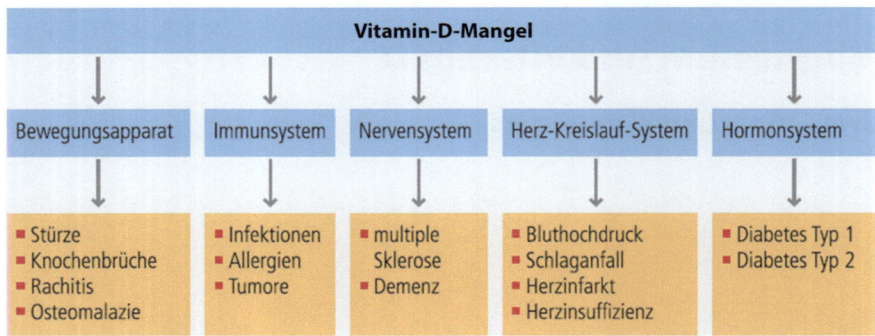

Abb. 1 Folgen eines Vitamin-D-Mangels

Vom Sonnenvitamin zum Sonnenhormon

Vitamin D – das Sonnenvitamin – wird mithilfe des Sonnenlichts (UV-B: 290–315 nm) in der Haut aus der Vorstufe 7-Dehydrocholesterin (7-DHC) über die Zwischenstufe Provitamin D_3 gebildet. Provitamin D_3 wird durch Körperwärme in Vitamin D_3 (Cholecalciferol) umgewandelt. Bei exzessiver Sonnenlichtexposition werden Provitamin D_3 und Vitamin D_3 in inaktive Photoprodukte abgebaut, sodass eine übermäßige Bildung des Sonnenvitamins in der Haut verhindert wird.

Die Leber wandelt Vitamin D_3 über das mitochondriale Enzym 25-Hydroxylase (25-OHase) in 25-Hydroxy-Vitamin D (25(OH)D), auch Calcidiol genannt, um. 25(OH)D im Serum (ng/ml oder nmol/l) ist das Barometer zur labormedizinischen Beurteilung des Vitamin-D-Status [1–3]. 25(OH)D wird danach in den Nieren über das Enzym 1-alpha-Hydroxylase (1α-OHase oder CYP27B1) in das stoffwechselaktive Vitamin-D-Hormon (1,25(OH)$_2$D) umgewandelt. Man bezeichnet dieses Enzym auch als *renale* 1-alpha-Hydroxylase – da es in der Niere vorkommt (→ endokrine Wirkung). Neben den Nieren besitzen die meisten anderen Zell- und Organsysteme eine *lokale* 1-alpha-Hydroxylase (1α-OHase). Diese Zellen können in Abhängigkeit von der 25(OH)D-Verfügbarkeit und dem Bedarf das biologisch aktive Vitamin-D-Hormon mithilfe ihrer *lokalen* 1-OHase selber bilden (→ autokrine und parakrine Wirkung). 1,25(OH)$_2$D gehört, wie auch die Sexualhormone (z. B. Estradiol) oder die Corticosteroide (z. B. Cortison) zu den Steroidhormonen [2, 4].

Das Prohormon Vitamin D übt seine physiologischen Funktionen vor allem über seinen aktiven Metaboliten, das Secosteroid 1,25(OH)$_2$D aus, welches mit hoher Affinität seinen Transkriptionsfaktor, den Vitamin-D-Rezeptor (VDR) aktiviert. Dieser bindet im Zellkern an DNA-Bindungsstellen, den sogenannten Vitamin-D-Response-Elementen (VDRE). Der Vitamin-D-Rezeptor (VDR) ist ein zur Gruppe der Steroidrezeptoren gehörender 1,25(OH)$_2$D-bindender

Transkriptionsfaktor, der die Transkription bestimmter Zielgene aktiviert oder supprimiert. Auf diese Weise beeinflusst das Secosteroidhormon direkt das Epigenom und Transkriptom von tausenden Genloci im humanen Genom. Der VDR zählt zur Superfamilie der nukleären Rezeptoren wie auch der Estrogen-, Thyroidhormon- oder der Retinoid-X-Rezeptor (RXR).

Über einen Feedback-Mechanismus reguliert der 1,25(OH)$_2$D-Spiegel zum einen die Synthese von 1,25(OH)$_2$D und reduziert zum anderen die Synthese und Sekretion des Parathormons in der Nebenschilddrüse. 1,25(OH)$_2$D erhöht die Expression der 24-Hydroxylase (24OHase), die das Vitamin-D-Hormon in die wasserlösliche biologisch inaktive calcitroische Säure abbaut, welche biliär ausgeschieden wird [1].

1,25(OH)$_2$D und Parathormon

Eine Schlüsselrolle des 1,25(OH)$_2$D ist die Steigerung der intestinalen Kalziumabsorption. Bei erniedrigten Kalziumkonzentrationen im Blut setzen die Nebenschilddrüsen vermehrt Parathormon (PTH) frei, was den Kalziumabbau aus den Knochen begünstigt. Des Weiteren steigert PTH die renale Umwandlung von 25(OH)D in 1,25(OH)$_2$D. PTH hemmt zudem die tubuläre Reabsorption von Phosphat, was wiederum die Menge an wasserlöslichen Kalziumsalzen der ortho-Phosphorsäure senkt und somit die Konzentrationen am ionisierten Kalzium erhöht. Auf diese Weise bildet PTH einen direkten Feedback-Mechanismus mit dem Vitamin-D-System, d. h., Vitamin-D-Hormon reguliert zum einen die Synthese von 1,25(OH)$_2$D und reduziert zum anderen die Synthese und Sekretion des PTH in der Nebenschilddrüse. Bei physiologischen Spiegeln sollte 25(OH)D (25(OH)D: 40–60 ng/ml) demnach in der Lage sein, die PTH-Spiegel zu supprimieren in das untere Drittel des Referenzbereiches (15–67 ng/l). Der optimale PTH-Spiegel in der Therapie einer Vitamin-D-Resistenz bei Autoimmunerkrankungen (AID) liegt demnach bei 20–25 ng/l. Mit anderen Worten: Ist der 25(OH)D-Spiegel hoch, ist der PTH-Spiegel niedrig und vice versa.

Vitamin D braucht Magnesium

Ohne Magnesium bleibt Vitamin D wirkungslos. In Bezug auf den Vitamin-D-Stoffwechsel ist der Mineralstoff ganz eng mit der Funktion und Wirkung des Sonnenhormons verbunden.

Bei der Regulation des Blutdrucks, der Gefäßsteifigkeit, der Glukoseverwertung, des Stoffwechsels und des Lipidprofils wirken Magnesium und Vitamin D synergistisch.

Magnesium und Vitamin D unterstützen sich gegenseitig im Stoffwechsel an vielen Stellen:

1. Magnesium ist wichtig für die enzymatische Aktivierung des Sonnenvitamins D in seine hormonaktive Form $1,25(OH)_2D$ und seine Wirkung über Vitamin-D-Rezeptoren. Dabei reguliert Magnesium durch drei Enzyme den Vitamin-D-Haushalt des Körpers: die 25-Hydroxylase, die 1-alpha-Hydroxylase und die 24-Hydroxylase.
Die 24-Hydroxylase kann $25(OH)D$ und $1,25(OH)_2D$ durch Einfügen einer weiteren OH-Gruppe in Position 24 zu $24,25(OH)_2D$ und $1,24,25(OH)_3D$ abbauen.
Im Tierversuch führte ein Magnesiummangel zu einer verminderten Aktivität der 1-alpha-Hydroxylase und einer erhöhten Aktivität der 24-Hydoxylase in den Nieren. Ein Mangel an Magnesium mündet infolgedessen in einen Vitamin-D-Mangel (Hypovitaminose D).
2. Magnesium ist wichtig für die Bildung des Vitamin-D-bindenden Proteins (VDBP), welches Vitamin D und seine stoffwechselaktiven Formen (z. B. $25(OH)D$, $1,25(OH)_2D$) im Blut transportiert und im Gewebe verteilt (Abb. 2).
3. Parathormon und das Sonnenhormon $1,25(OH)_2D$ fördern im Magen-Darm-Trakt die Aufnahme von Magnesium aus dem Speisebrei. Ein Magnesiummangel kann andererseits die Ansprechrate des Gewebes auf beide Hormone beeinträchtigen. Bekanntestes Beispiel ist die sogenannte magnesiumabhängige Vitamin-D-resistente Rachitis, die nicht auf Vitamin D, sondern nur auf eine Magnesiumtherapie anspricht.

In einer neueren eigenen Untersuchung wurde der positive Effekt einer alleinigen Magnesiumtherapie mit 400 mg Magnesiumcitrat nach 12 Wochen auf den Vitamin-D-Spiegel gemessen. Hierbei zeigte sich, dass sich der Vitamin-D-Spiegel signifikant verbesserte. Nur durch die Magnesiumgabe ohne Zusatz von Vitamin D wurde dieser Effekt beobachtet (Abb. 3).

Das Barometer der Vitamin-D-Gesundheit: 25(OH)D

Nach aktuellen wissenschaftlichen Erkenntnissen sollte der 25(OH)D-Spiegel im Serum zwischen 30–60 ng/ml liegen, um langfristig negative Folgen auf die Gesundheit zu vermeiden. Ideal ist ein 25(OH)D-Status zwischen 40–60 ng/ml bzw. 100–150 nmol/l. Bei 25(OH)D-Spiegeln unter 20 ng/ml liegt ein ausgeprägter Vitamin-D-Mangel und bei Werten zwischen 21–29 ng/ml ein mäßiger Vitamin-D-Mangel vor, der auch als Vitamin-D-Insuffizienz bezeichnet wird. Eine Vitamin-D-Intoxikation ist erst ab Werten von 25(OH)D > 150 ng/ml zu erwarten. Zur Vermeidung eines Anstiegs des Parathormon(PTH)-Spiegels sind 25(OH)D-Werte von $\geq$ 40 ng/ml bzw. 100 nmol/l notwendig [1, 3, 4]. Allerdings konnte in einer kürzlich publizierten Analyse von mehr als 312.962 gepaarten PTH- und 25(OH)D-Spiegeln kein Schwellenwert des 25(OH)D-abhängigen PTH-Status beobachtet werden, bei dem eine Steigerung des 25(OH)D-Wertes den PTH-Anstieg supprimiert, sogar bei 25(OH)D-Spiegeln > 60 ng/ml. Bemerkenswert bei dieser Analyse war der hohe Anteil an Blutproben, die einen Vitamin-D-Mangel

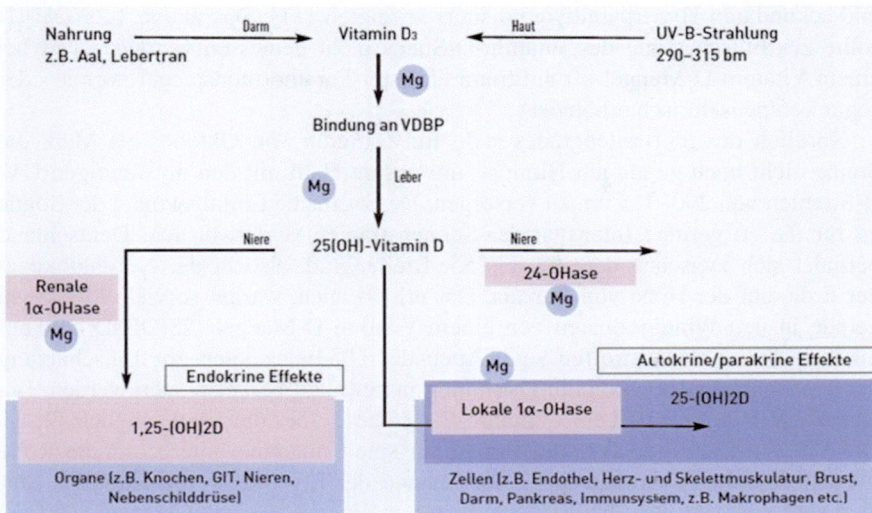

Abb. 2 Bedeutung von Magnesium im Vitamin-D-Stoffwechsel

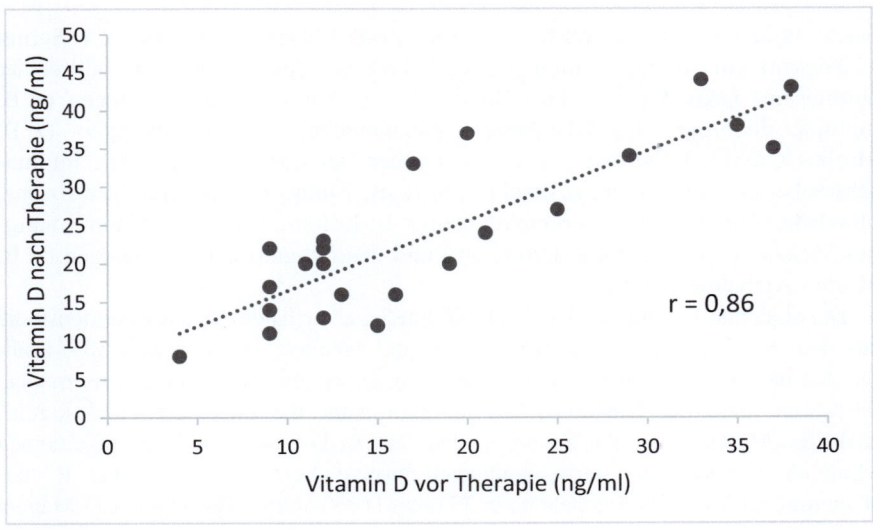

Abb. 3 Positiver Effekt einer Magnesiumtherapie mit 400 mg Magnesiumcitrat auf den Vitamin-D-Spiegel [55]

und sekundären Hyperparathyreoidismus anzeigten [11]. Das aktive 1,25(OH)$_2$D sollte zur Einschätzung des Vitamin-D-Status nicht gemessen werden, da es bei einem Vitamin-D-Mangel oft aufgrund erhöhter Parathormonspiegel normal oder sogar kompensatorisch erhöht ist!

Nördlich des 35.Breitengrades steht im Zeitraum von Oktober bis März die Sonne nicht hoch genug am Himmel, um unsere Haut mit den notwendigen UV-B-Strahlen von 290–315 nm zu versorgen. Der zu flache Einfallswinkel der Sonne ist für die zu geringe Intensität der Sonnenstrahlen verantwortlich. Deutschland befindet sich zwischen dem 47. bis 55. Breitengrad, also in der Nordhalbkugel der Erde, auf der Höhe von Kanada. Das erklärt auch, warum so viele Menschen gerade in den Wintermonaten von einem Vitamin-D-Mangel (25(OH)D < 20 ng/ml bzw. 50 nmol/l) betroffen sind. Auch der UV-Index kann zur Einschätzung der sonnenabhängigen Vitamin-D-Bildung in der Haut herangezogen werden. Bei einem UV-Index <3 ist keine Vitamin-D-Synthese über die Haut möglich [2, 3]. Die Vitamin-D-Zufuhr über die Ernährung spielt nur eine untergeordnete Rolle für die Vitamin-D-Versorgung [1, 2]. Anhand der Ergebnisse von aktuellen Studien sind weltweit über 1 Mrd. Menschen von einem Vitamin-D-Mangel (25(OH)D: < 20 ng/ml) oder einer Vitamin-D-Insuffizienz (25(OH)D: 21–29 ng/ml) betroffen [12].

Gesundheitsrisiko: Vitamin-D-Mangel

Nach aktuellen Studien dürfte ein Vitamin-D-Mangel (25(OH)D im Serum <20 ng/ml) ein wichtiger ätiologischer Faktor bei der Pathogenese zahlreicher chronischer Erkrankungen sein. Dazu gehören Autoimmunerkrankungen (z. B. multiple Sklerose, Typ-1-Diabetes), entzündliche Darmerkrankungen (z. B. Morbus Crohn), Infektionen (z. B. Infektionen der oberen Atemwege), Immunschwäche, kardiovaskuläre Erkrankungen (z. B. Bluthochdruck, Herzinsuffizienz, plötzlicher Herztod), Krebserkrankungen (z. B. Kolon-, Mammakarzinom, malignes Melanom, Non-Hodgkin-Lymphom) und neurokognitive Erkrankungen (z. B. Morbus Alzheimer) [4–9].

Die aktuellen Ergebnisse der ESTHER-Studie, einer landesweiten Kohortenstudie aus dem Saarland an etwa 10.000 Frauen und Männern im Alter von 50–74 Jahren, bei denen der 25(OH)D-Status erfasst wurde, zeigen im Follow-up von median 9,5 Jahren, dass ein Vitamin-D-Mangel signifikant die allgemeine und kardiovaskuläre Mortalität erhöht. Zwischen dem 25(OH)D-Spiegel und der allgemeinen Mortalität bestand eine starke nonlineare inverse Assoziation mit einer Risikosteigerung ab 25(OH)D-Spiegeln unter 75 nmol/l (<30 ng/ml). Ein Vitamin-D-Mangel war zusätzlich assoziiert mit einer signifikant erhöhten Krebsmortalität und einer erhöhten Mortalität bei respiratorischen Erkrankungen [10].

Knochen- und Muskelstoffwechsel: Fraktur- und Sturzrisiko

Ein schwerer Vitamin-D-Mangel (25(OH)D < 10 ng/ml) führt bei Kindern zu Rachitis und bei Erwachsenen zu einer Osteomalazie. Klinisch gehört neben einer Mineralisationsstörung eine proximal betonte Myopathie, die sich in Muskelschwäche und -schmerzen äußern kann, zu den Symptomen eines schweren Vitamin-D-Mangels. Die Mineralisationsstörung kann zudem zu Knochenschmerzen und Frakturen führen. Bei älteren Erwachsenen führt ein Mangel an Vitamin D zu einem erhöhten Sturz- und Frakturrisiko.

In einer im Juli 2012 im *New England Journal of Medicine* von Frau Prof. Heike Bischoff-Ferrari publizierten Metaanalyse wurden die Originaldaten von 30.011 Studienteilnehmern aus elf doppelblinden und randomisierten Studien gepoolt. Die klassische Intent-to-Treat-Analyse der 30.011 Personen zeigte eine statistisch nicht signifikante Reduktion der Hüftfrakturen um 10 %. Wenn man jedoch den Effekt in Abhängigkeit von der tatsächlich eingenommenen Vitamin-D-Menge untersuchte, dann zeigt sich in der Gruppe mit der höchsten Dosierung (792–2000 IE Vitamin D/Tag; im Median: 800 IE Vitamin D/Tag) eine statistisch signifikante Reduktion der Hüftfrakturen um 30 %, verglichen mit den Personen der Kontrollgruppe. Bei jenen Personen, die pro Tag weniger als 792 IE Vitamin D supplementierten, war keine statistisch signifikante Reduktion der Hüftfrakturen nachweisbar. Eine vergleichbare Dosis-Wirkungs-Abhängigkeit war für alle nicht-vertebralen Frakturen nachweisbar. Die Subgruppenanalyse zeigte in allen Altersgruppen, bei zu Hause lebenden Senioren und bei Senioren im Pflegeheim mit der höchsten Vitamin-D-Dosierung eine signifikante Reduktion der Frakturen [13]. Die Ergebnisse einer Knochenbiopsie-Studie an 675 Patienten geben einen Schwellenwert der 25(OH)D-Spiegel ≥ 75 nmol/l bzw. ≥30 ng/ml als Zielwert für einen gesunden Knochenstoffwechsel an, ab dem keine Mineralisationsstörungen mehr nachweisbar sind [19].

Neben einer positiven Wirkung auf die Knochendichte hat Vitamin D einen unmittelbaren, stärkenden Effekt auf die Muskulatur, was neben einer Begünstigung des Kalziumeinstroms in die Muskelzelle durch eine rezeptorvermittelte Stimulation der Muskelproteinsynthese erklärt wird [14, 15]. Möglicherweise ist dieser Zusatzeffekt für die Frakturreduktion unter Vitamin-D-Supplementierung entscheidend, da Stürze den primären Risikofaktor für Frakturen darstellen. Dies untermauern auch Studienergebnisse, wonach es bereits nach 2–3 Monaten der Supplementierung von Vitamin D zu einer signifikanten Reduktion des Sturzrisikos kommt, die Muskulatur also sehr schnell auf eine Vitamin-D-Zufuhr reagiert, und dass sich die Frakturreduktion bereits nach etwa 6 Monaten bemerkbar macht [16]. In der Reanalyse einer 2009 publizierten Metaanalyse von 8 doppelblinden und randomisierten Studien mit einer hochwertigen Sturzerfassung, zeigte Vitamin D über alle Studien hinweg einen Benefit (OR: 0,73 [0,62, 0,87]; p=0,0004). Zudem konnte die Relevanz der Vitamin-D-Dosierung auch bezüglich der Sturzreduktion bestätigt werden: In der höheren Dosis (700–1000 IE Vitamin D/Tag) reduzierte Vitamin D das Sturzrisiko um 34 % (OR: 0,66 [0,53, 0,82] p = 0,0002), während in der niedrigeren Dosierung keine Sturzreduktion auftrat (OR: 1,14 [0,69, 1,87]) [17, 18].

> **Fazit**
>
> Die Supplementierung von Vitamin D ist nach den neuesten Richtlinien eine wichtige evidenzbasierte volksgesundheitliche Strategie, um die Knochengesundheit in allen Altersstufen zu fördern und das Fraktur- und Sturzrisiko bei älteren Menschen zu vermindern. Die Supplementierung sollte sich im Hinblick auf die ossäre Wirkung an einem 25(OH)D-Status von ≥ 75 nmol/l bzw. ≥30 ng/ml orientieren, dies gilt insbesondere in der Pharmakotherapie der Osteoporose, bei der u. a. auch Bisphosphonate eingesetzt werden. Vitamin D und Magnesium stärken sich gegenseitig.

Genexpression: Bindeglied zwischen Vitamin D und Prävention

In einer aktuellen randomisierten placebokontrollierten Doppelblindstudie wurde nun erstmals der Einfluss einer Supplementierung von täglich 400 IE oder 2000 IE Vitamin D für 2 Monate auf die Genexpression der weißen Blutkörperchen (Leukozyten) bei gesunden Erwachsenen im Winter untersucht. Dabei war die Verbesserung des 25(OH)D-Status mit einer mindestens 1,5-fachen Änderung der Genexpression in 291 Genen assoziiert. Die Ergebnisse dieser Studie lassen vermuten, dass jegliche Verbesserung des Vitamin-D-Status signifikant die Expression von Genen beeinflusst, die eine Vielzahl von biologischen Funktionen haben und in mehr als 160 Stoffwechselwegen verbunden sind mit der Pathogenese von Autoimmunerkrankungen, Krebserkrankungen und kardiovaskulären Erkrankungen. Diese Studie deckt zum ersten Mal genetische Fingerabdrücke auf, die auf molekularbiologischer Ebene einen wichtigen Beitrag liefern die nichtskelettären Wirkungen des Sonnenhormons auf die Gesundheit zu verstehen [28].

Herz-Kreislauf-System: Bluthochdruck und Herzinsuffizienz

Ein Mangel an Vitamin D (25(OH)D < 20 ng/ml bzw. 50 nmol/l)) steigert signifikant die allgemeine und die kardiovaskuläre Mortalität [19]. In der Intermountain Heart Collaborative Study, einer prospektiven Studie mit 41.504 Teilnehmern, konnte bei 63,6 % eine unzureichende Vitamin-D-Versorgung (25(OH)D: < 30 ng/ml) nachgewiesen werden. Ein 25(OH)D-Spiegel von < 15 ng/ml im Vergleich zu einem 25-OH-D-Spiegel > 30 ng/ml war mit einem hochsignifikanten Anstieg der Prävalenz für Typ-2-Diabetes, Bluthochdruck, Dyslipoproteinämie, peripher vaskuläre Erkrankungen, koronare Herzkrankheit, Myokardinfarkt, Herzinsuffizienz und Schlaganfall assoziiert (p < 0,0001), wie auch mit der Inzidenz der allgemeinen Mortalität, Herzinsuffizienz, koronaren Herzkrankheit /Myokardinfarkt (p < 0,0001), Schlaganfall (p = 0,003) und deren Kombination (p < 0,0001) [20, 21]. Die Ergebnisse einer Metaanalyse, die den Vitamin-D-Status mit dem Risiko für zerebrovaskuläre Ereignisse einschließlich >1200 Fälle von Schlaganfall erfasste, ergab, dass ein 25(OH)D-Spiegel von ≤12,4 ng/ml gegenüber einem 25(OH)D-Spiegel von >18,8 ng/ml mit einem um 52 % erhöhten Risiko für Schlaganfall assoziiert war [22].

Ein systematischer Review und eine Metaanalyse kommen zu dem Schluss, dass Vitamin D den systolischen Blutdruck um −6,18 mmHg senkt und den diastolischen Blutdruck um −3,1 mmHg bei Hypertonikern senkt. Keine Veränderung des Blutdrucks konnte bei Normotonikern beobachtet werden [23]. Schwarze US-Amerikaner leiden signifikant häufiger unter hohem Blutdruck als Weiße. Eine geringere Bildung von Vitamin D könnte mitverantwortlich sein für diese unterschiedlichen Blutdruckwerte, da Menschen mit dunklerer Hautfarbe aufgrund des höheren Melaningehaltes generell weniger Vitamin D in der Haut produzieren und somit niedrigere Spiegel an 25(OH)D aufweisen. In einer aktuellen 4-armigen, doppelblinden, placebokontrollierten und randomisierten Studie an 283 Schwarzen (Alter: ±51) wurde der Einfluss von 1000 IE., 2000 IE und 4000 IE Vitamin D_3 pro Tag oder Placebo über einen Zeitraum von 3 Monaten auf den Blutdruck untersucht. Der Blutdruck wurde zu Beginn, nach 3 Monaten und 6 Monaten ebenso wie der 25(OH)D-Spiegel erfasst. Der Unterschied zwischen dem systolischen Blutdruck zu Studienbeginn und nach 3 Monaten in der Placebogruppe betrug +1,7 mmHg, in der Gruppe mit 1000 IE Vitamin D_3 pro Tag −0,66 mmHg, in der Gruppe mit 2000 IE Vitamin D pro Tag −3,44 mgHg und in der Gruppe mit 4000 IE Vitamin D_3 pro Tag −4,0 mmHg (−1,4 mmHg für jede zusätzlich eingenommenen 1000 IE Vitamin D_3, p = 0,04). Pro Anstieg des 25(OH)D-Spiegels um 1 ng/ml war eine signifikante Reduktion des systolischen Blutdrucks um 0,2 mmHg nachweisbar (p = 0,02). Allerdings konnte keine signifikante Reduktion des diastolischen Blutdrucks nachgewiesen werden (p = 0,37) [24].

Die seit Langem bekannte Suppression von Parathormon (PTH) durch Vitamin D muss heute in neuem Licht betrachtet werden, seitdem in den letzten Jahren PTH zunehmend als ein wichtiger Risikofaktor für kardiovaskuläre Erkrankungen wie Bluthochdruck oder Herzinsuffizienz erkannt wurde. PTH kann auf verschiedenen Ebenen direkt oder indirekt das Herz-Kreislauf-System schädigen. Erhöhte PTH-Spiegel sowie eine Hyperkalzämie können die Entwicklung einer Hypertonie fördern. Darüber hinaus ist ein Hyperparathyreoidismus mit einer gehäuften Inzidenz der Hyperkontraktilität des Herzmuskels mit konsekutiver linksventrikulärer Hypertrophie sowie mit Kalzifizierung des Myokards assoziiert. Vitamin D wirkt diesen Prozessen entgegen, indem es u. a. die Synthese der antiinflammatorischen Zytokine wie Interleukin-10 und anderer Substanzen fördert, die eine Gefäßkalzifizierung verringern (z. B. Matrix-Gla-Protein). Zusätzlich wirkt Vitamin D den schädlichen Wirkungen der sogenannten „Advanced Glycation Endproducts" (AGEs) auf das Endothel entgegen [25]. In einer aktuellen placebokosntrollierten Doppelblindstudie an 80 Kleinkindern mit Herzinsuffizienz führte die tägliche Supplementierung von 1200 IE Vitamin D_3 über einen Zeitraum von 12 Wochen bei den 42 Kindern aus der Vitamin-D-Gruppe im Vergleich zu den 38 Kindern aus der Placebogruppe neben einem signifikanten Anstieg des 25(OH)D-Status (13,4 → 32,89 ng/ml) zu einer signifikanten Verbesserung der Herzmuskelleistung (z. B. LVEF ↑) und Verringerung verschiedener kardiovaskulärer Risikoparameter (z. B. PTH-, IL-6,- TNF-α-Spiegel ↓) (p < 0,001) [27].

Fazit

Nach den bisher vorliegenden Daten aus epidemiologischen und prospektiven Kohortenstudien sowie kleineren Interventionsstudien sollte der Vitamin-D-Status bei kardiovaskulären Erkrankungen wie Hypertonie und Herzinsuffizienz grundsätzlich labordiagnostisch kontrolliert und entsprechend durch Supplementierung kompensiert werden. Durch die Normalisierung des 25(OH)D-Status könnte auch eine Verminderung der Dosierung von Antihypertonika und Kardiaka (z. B. Diuretika, ACE-Hemmer, Kalziumantagonisten) angestrebt werden.

Diabetologie

Typ-1-Diabetes

In einer finnischen Kohortenstudie an 12.058 Kindern wurde der Einfluss der Supplementierung von Vitamin D im ersten Lebensjahr auf die Diabetesinzidenz über einen Zeitraum von 30 Jahren verfolgt. Dabei zeigte sich, dass Neugeborene, denen im ersten Lebensjahr täglich 2000 IE Vitamin D_3 im Rahmen der Rachitis-Prophylaxe gegeben wurde, im Vergleich zu denjenigen mit geringer dosierten Supplementen ein 78 % niedrigeres Risiko für Diabetes mellitus Typ 1 hatten. Kinder, bei denen im ersten Lebensjahr Rachitis auftrat, hatten im Vergleich zu nicht erkrankten Kindern ein 3-fach höheres Risiko für Typ-1-Diabetes [28]. In einer Metaanalyse von 4 Fall-Kontroll-Studien war das Risiko für Typ-1-Diabetes bei Säuglingen, die ein Vitamin-D-Supplement erhielten, im Vergleich zu denen, die kein Vitamin D bekamen, um 29 % verringert (Odds Ratio [OR] 0,71, 95 % Konfidenzintervall [CI] 0,60–0,84) [29]. Die Bedeutung des maternalen Vitamin-D-Status auf die spätere Entstehung von Typ-1-Diabetes beim Neugeborenen beschreibt eine norwegische Kohortenstudie an 20.072 Frauen. Dabei war ein niedriger maternaler 25(OH)D-Status (≤54 nmol/l bzw. 21,6 ng/ml)) in der Schwangerschaft gegenüber einem guten 25(OH)D-Status (>89 nmol/l bzw. 35,6 ng/ml) mit einem mehr als 2-fach erhöhten Risiko dafür verbunden, dass der Nachwuchs im späteren Leben Typ-1-Diabetes entwickelt [31].

Typ-2-Diabetes und metabolisches Syndrom

In einer randomisierten, placebokontrollierten Studie mit insulinresistenten südasiatischen Frauen (Alter: 23–68 Jahre), die im Median einen 25(OH)D-Ausgangswert von <10 ng/ml aufwiesen, führte die tägliche Supplementierung von 4000 IE Vitamin D gegenüber Placebo zu einer signifikanten Verbesserung der Insulinsensitivität und Reduktion der Insulinresistenz (p = 0,003 bzw. p = 0,02). Die Insulinresistenz nahm insbesondere dann ab, wenn die 25(OH)D-Spiegel über 32 ng/ml (=80 nmol/l) anstiegen. Optimale Konzentrationen an 25(OH)D für die Verbesserung der Insulinresistenz lagen zwischen 32–47,6 ng/ml (= 80–119 nmol/l) [32].

In einer prospektiven Studie wurde die Assoziation des 25(OH)D-Spiegels (ng/ml) und die Inzidenz des metabolischen Syndroms bei 4164 australischen Erwachsenen (Alter ± 50 Jahre) erfasst. Dabei wurden von allen Studienteilnehmern neben dem Taillenumfang auch die klassischen Risikofaktoren des metabolischen Syndroms erfasst. Nach 5 Jahren Follow-up beobachteten die Wissenschaftler bei den Studienteilnehmer mit einem 25(OH)D-Spiegel < 18 ng/ml und 18–23 ng/ml eine signifikant erhöhte Wahrscheinlichkeit (OR 1,41 und 1,74; CI 95 %) im Vergleich zu denjenigen mit einem guten Vitamin-D-Status von >34 ng/ml, am metabolischen Syndrom zu erkranken. Sie schlussfolgerten daraus, dass bei australischen Erwachsenen ein Vitamin-D-Mangel (25(OH)D < 20 ng/ml) sowie eine Vitamin-D-Insuffizienz (25(OH)D: 21–29 ng/ml) mit einem signifikant erhöhten Risiko für das metabolische Syndrom (p < 0,01), Insulinresistenz (p < 0,01), hohem Taillenumfang (p < 0,001) sowie erhöhten Glukose- und Triglycerid-Spiegeln (p < 0,01) assoziiert ist [33]. Die Ergebnisse einer weiteren prospektiven Studie liefern zusätzlich aussagekräftige Ergebnisse dafür, dass ein Vitamin-D-Mangel die Progression eines Prädiabetes zum manifesten Typ-2-Diabetes beschleunigt. Die Wissenschaftler untersuchten hierbei die Glukosetoleranz und 25(OH)D-Spiegel von 980 Frauen und 1398 Männern (Alter: 35–56 Jahre), bei denen vor Studienbeginn kein Typ-2-Diabetes vorlag. Nach 8–10 Jahren Follow-up wurden die Studienteilnehmer mit Prädiabetes oder Typ-2-Diabetes mit alters- und geschlechtskorrelierten Kontrollen verglichen, die eine normale Glukosetoleranz aufwiesen. Nach Bereinigung von potenziellen Störvariablen hatten die männlichen Studienteilnehmer aus der höchsten Quartile gegenüber denjenigen aus der niedrigsten Quartile des 25(OH)D-Spiegels ein um 48 % verringertes Risiko für die Progression vom Prädiabetes zum Typ-2-Diabetes (OR: 0,52, 95 % CI: 0,30; 0,90). Bei Frauen und Männern, die zu Studienbeginn einen Prädiabetes aufwiesen, war pro Anstieg des 25(OH)D-Spiegels um 4 ng/ml (= 10 nmol/l) eine bemerkenswerte 25 %ige Reduktion der Typ-2-Diabetes-Inzidenz nachweisbar [34].

Ein Vitamin-D-Mangel (25(OH)D < 20 ng/ml) scheint nach den aktuellen Daten nicht nur die Progression vom Prädiabetes zum manifesten Typ-2-Diabetes zu steigern, sondern hat beim metabolischen Syndrom auch einen Einfluss auf die Mortalität: In der LURIC-Studie an 1801 Patienten mit metabolischem Syndrom war ein guter Vitamin-D-Status (25(OH)D ≥ 30 ng/ml) gegenüber einem schweren Vitamin-D-Mangel (25(OH)D < 10 ng/ml) mit einer 66 %igen Reduktion der kardiovaskulären Mortalität und einer 75 %igen Reduktion der Gesamtsterblichkeit verbunden. Patienten mit einem guten Vitamin-D-Status (25(OH)D ≥ 30 ng/ml) hatten gegenüber denjenigen mit einem schweren Vitamin-D-Mangel ein um 85 % bzw. 76 % reduziertes Mortalitätsrisiko durch plötzlichen Herztod bzw. Herzinsuffizienz. Selbst wenn Patienten mit Typ-2-Diabetes aus der Analyse herausgenommen wurden, wiesen diejenigen mit einem optimalen Vitamin-D-Status im Vergleich zu denen mit einem schweren Vitamin-D-Mangel eine um 64 % reduzierte Gesamtmortalität auf [35].

In einer soeben publizierten Interventionsstudie an 100 Patienten (Alter: 54,11 ± 11) mit Typ-2-Diabetes führte die orale Supplementierung von 50.000 IE Vitamin D_3/Woche über einen Zeitraum von 8 Wochen neben einem Anstieg der 25(OH)D-Werte (43,03 ± 19,28 → 60,12 ± 17,2; p = 0,02) zu einer signifikanten Verbesserung des HOMA-Index (HOMA-IR: 3,57 ± 3,18 → 2,89 ± 3,28; p = 0,008), der Insulinresistenz (Insulin: 10,76 ± 8,9 → 8,6 ± 8,25 µIE/ml; p = 0,02) und der Nüchternglukosespiegel (FPG [mg/dl]: 138,48 ± 36,74 → 131,02 ± 39 0,05; p = 0,05) [36].

Fazit

Patienten mit Diabetes mellitus, Insulinresistenz und metabolischen Syndrom scheinen nach der aktuellen Datenlage im Hinblick auf die metabolische Kontrolle, die Komorbiditäten und das erhöhte Mortalitätsrisiko im besonderen Maße von der labordiagnostisch validierten Supplementierung von Vitamin D zu profitieren. Auf eine adäquate Magnesiumsupplementierung sollten ebenfalls geachtet werden.

Immunsystem

Neben den endokrinen Effekten übt 1,25(OH)$_2$D auch auto- und parakrine Wirkungen aus. Zahlreiche Körperzellen, darunter auch immunkompetente Zellen wie dendritische Zellen, Makrophagen, B- und T-Lymphozyten, verfügen über VDR und die enzymatische Ausstattung zur Synthese von Calcitriol aus seinem Präkursor 25-OH-D. Vitamin-D-Hormon ist ein potenter Modulator der erworbenen Immunität und der Immunbalance zwischen Th1-, Th2- und Th17-Zellen (Abb. 4). Lokal oder systemisch gebildetes Vitamin-D-Hormon inhibiert u. a. die Reifung der dendritischen Zellen, reduziert die Th1-vermittelte Sekretion proinflammatorischer Zytokine wie TNF-α, steigert die Differenzierung von Monozyten zu Makrophagen und deren Phagozytoserate sowie die Aktivität lysosomaler Enzyme in Makrophagen [25].

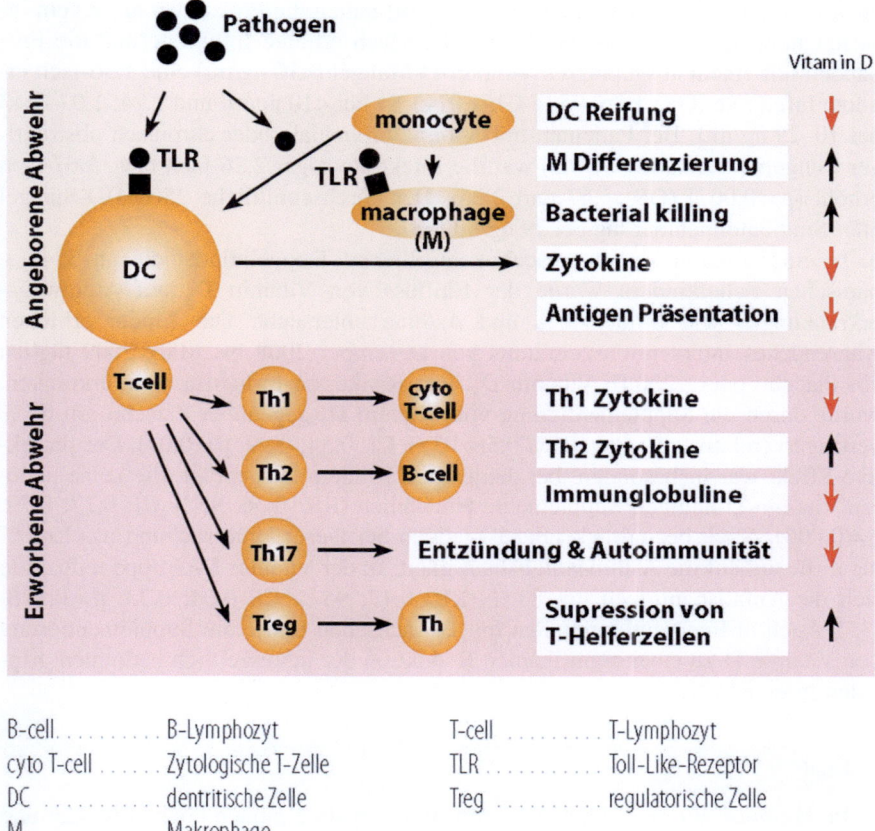

B-cell . . . . B-Lymphozyt
cyto T-cell . . . . . Zytologische T-Zelle
DC . . . . dentritische Zelle
M . . . . Makrophage

T-cell . . . . T-Lymphozyt
TLR . . . . Toll-Like-Rezeptor
Treg . . . . regulatorische Zelle

Abb. 4 Effekte des Vitamin-D-Hormons auf humorale und zelluläre Faktoren im Rahmen des angeborenen und erworbenen Immunsystems

Atemwegserkrankungen

Eine Reihe von Beobachtungs- und epidemiologischen Studien, unterstützt von Interventionsstudien und dem ubiqitären Nachweis des Vitamin-D-Rezeptors in allen wichtigen Organsystemen, zeigen eine Assoziation zwischen dem 25(OH) D-Spiegel und einer verminderten Inzidenz von Infektionen der oberen Atemwege [37]. In einer US-amerikanischen Studie an 18.883 Personen (Alter >12 Jahre) – repräsentativer Querschnitt der US-Bevölkerung (3rd National Health and Nutrition Examination Survey) – wurde der Zusammenhang zwischen dem 25(OH) D-Spiegel im Serum und der Anfälligkeit für Infekte der oberen Atemwege in Bezug auf die Jahreszeit untersucht. Dabei korrelierte der Vitamin-D-Status invers mit der Infektrate der oberen Atemwege: Gegenüber den Probanden mit einem normalen 25(OH)D-Status (≥30 ng/ml) hatten die Probanden mit einem insuffizienten Status (10–30 ng/ml) eine 1,24-fach erhöhte Infektrate und die Probanden mit einem ausgeprägten Vitamin-D-Mangel (<10 ng/ml) eine 1,36-fach erhöhte Infektrate (OR: 1,36; 95 % CI: 1,01–1,84 bei <10 ng/ml und 1,24; 1,07–1,43 bei 10–29 ng/ml). Bei Patienten mit Asthma bronchiale oder chronisch obstruktiver Lungenerkrankung (COPD) war die Infektrate sogar 2,26-fach bzw. 5,67-fach erhöht (p=0,007) (OR: 5,67 und 2,26). Der durchschnittliche 25(OH)D-Spiegel aller Studienteilnehmer lag bei 29 ng/ml [38].

In einer randomisierten, placebokontrollierten Doppelblindstudie an 334 japanischen Schulkindern wurde der Einfluss von Vitamin D_3 auf Atemwegserkrankungen wie Influenza A und Asthma untersucht. Die Kinder erhielten während des Interventionszeitraums von Dezember 2008 bis März 2009 täglich ein Placebo oder 1200 IE Vitamin D_3. Das Risiko, an Influenza A zu erkranken, wurde durch die Supplementierung von Vitamin D_3 gegenüber Placebo um 64 % verringert (relatives Risiko [RR]: 0,58; 95 % CI: 0,34; 0,99; p=0,04). Der protektive Effekt war insbesondere bei denjenigen Kindern ausgeprägt, die keine anderen Vitamin-D-haltigen Supplemente einnahmen (RR: 0,36; 95 % CI: 0,17; 0,79; p=0,006). Noch beeindruckender ist jedoch bei dieser Untersuchung das Ergebnis in Bezug auf die Asthmaanfallshäufigkeit: In der Vitamin-D-Gruppe reduzierte sich die Anfallshäufigkeit um 83 % (RR: 0,17; 95 % CI: 0,04; 0,73; p=0,006) [39]. Auch in Interventionsstudien mit Erwachsenen führte die Supplementierung von Vitamin D zu einer signifikanten Reduktion der jahreszeitlich bedingten grippalen Infekte [40].

Fazit

Im Hinblick auf die Vorbeugung von Atemwegsinfektionen können Kinder und Erwachsene anhand der Daten von Interventionsstudien von einer Normalisierung des Vitamin-D-Status profitieren. Weitere Interventionsstudien müssen in den nächsten Jahren zeigen, ob Patienten mit Asthma und COPD auch von Vitamin D profitieren können. Der tägliche Vitamin-D-Bedarf von Kindern liegt bei 50 IE pro kg Körpergewicht pro Tag!

Neurodermitis

Vitamin-D-Hormon besitzt eine ausgeprägte modulierende Wirkung auf die Balance zwischen den Th1-, Th-2- und Th17-Zellen. Störungen in der Th1:Th2:Th17-Balance spielen neben Autoimmunerkrankungen wie multipler Sklerose auch bei atopischen Erkrankungen eine pathogenetische Rolle. In zwei randomisierten placebokontrollierten Doppelblindstudien führte die Supplementierung von Vitamin D allein (1600 IE/Tag, p.o.) wie auch in der Kombination mit Vitamin E (600 IE/Tag, p.o.) über einen Zeitraum von 60 Tagen zu einer signifikanten Verbesserung des Hautbildes bei Patienten (Alter: 13–45 Jahre) mit milder, moderater und schwerer atopischer Dermatitis. Zur Beurteilung der

Ausdehnung und Intensität des atopischen Ekzems wurde dabei der SCORAD-Score (Scoring Atopic Dermatitis) herangezogen. Bei atopischer Dermatitis sind die entzündlichen Prozesse in der Haut mit einer intensiven Infiltration von Lymphozyten und Eosinophilen assoziiert, die proinflammatorische Zytokine, Superoxid-Radikale, Hydrogenperoxide und Peroxynitrit freisetzen. Bemerkenswerterweise konnte in diesen Studien nachgewiesen werden, dass nicht nur Vitamin E, sondern auch Vitamin D die oxidative Belastung und entzündlichen Prozesse in der Haut senkt sowie die Aktivität der erythrozytären Superoxid-Dismutase (SOD) ($p = 0{,}002$) und der Katalase (CAT) ($p = 0{,}004$) signifikant erhöht [41–44].

Krebserkrankungen

Vitamin-D-Mangel findet sich häufig bei Krebspatienten und korreliert mit der Krankheitsprogression. In Beobachtungsstudien korreliert ein Vitamin-D-Mangel mit dem vermehrten Auftreten von Brust- und Dickdarmkrebs sowie mit einem ungünstigen Verlauf von Non-Hodgkin-Lymphomen [46, 45, 46]. In einer placebokontrollierten Doppelblindstudie an 1179 postmenopausalen Frauen im Alter von über 55 Jahren wurde der Einfluss von täglich 1400 mg Kalzium, der Kombination von 1400 mg Kalzium und 1100 IE Vitamin D oder Placebo auf das Krebsrisiko über einen Zeitraum von 4 Jahren erfasst. Unter der Kombination von Kalzium und Vitamin D stieg der 25(OH)D-Spiegel von 28,7 ng/ml auf 38,4 ng/ml an. In den beiden anderen Gruppen blieb der Vitamin-D-Status unverändert. Nach Ablauf der 4 Jahre war im Vergleich zur Placebogruppe das relative Risiko (RR), an Krebs zu erkranken, in der Kalzium+Vitamin-D-Gruppe um 60 % reduziert (RR: 0,402, CI: 0,20; 0,82; $p = 0{,}013$), in der Kalzium-Gruppe alleine um 47 % (RR: 0,532, CI: 0,27; 1,03; $p = 0{,}063$). Eine erneute Auswertung mithilfe der logistischen Regression zum krebsfreien Überleben nach 12 Monaten zeigte, dass das relative Risiko in der Kalzium+Vitamin-D-Gruppe sogar signifikant um 77 % reduziert worden war (RR: 0,232, CI: 0,09; 0,60; $p < 0{,}005$). Die Daten in der Kalzium-Gruppe alleine blieben allerdings unverändert (RR: 0,587, CI: 0,29; 1,21; $p = 0{,}147$) [47].

In einer prospektiven Kohortenstudie beobachteten kanadische Wissenschaftler vom Mount Sinai Hospital in Toronto den Krankheitsverlauf von 512 Frauen mit Brustkrebs etwa 12 Jahre lang, von 1997–2008. Das Durchschnittsalter der Frauen betrug bei Diagnosestellung 50,4 Jahre. 37,5 % der Patientinnen mit Brustkrebs hatten bei Diagnosestellung einen Vitamin-D-Mangel (25(OH)D < 20 ng/ml bzw. < 50 nmol/l). Nur 24 % der betroffenen Frauen hatten einen fast normalen Vitamin-D-Status (25(OH)D > 29 ng/ml bzw. 72 nmol/l). Ein Vitamin-D-Mangel war mit dem Auftreten aggressiverer Brustkrebsformen verbunden. Nach 12 Jahren war bei Frauen mit einem Vitamin-D-Mangel das Risiko für eine Metastasierung gegenüber denjenigen mit normalen Vitamin-D-Status um 94 % erhöht (Hazard Ratio [HR]: 1,94; 95 % CI: 1,16–3,25). Die Wahrscheinlichkeit, vorzeitig an der Erkrankung zu versterben, stieg bei einem Vitamin-D-Mangel um 73 % (HR: 1,73; 95 % CI: 1,05–2,86) [48].

Bei Brustkrebspatientinnen konnte unter einer Anthrazyklin- und Taxan-haltigen Polychemotherapie ein deutlicher Abfall des 25(OH)D-Spiegels beobachtet werden [49]. Einige Zytostatika (z. B. Docetaxel) sind Liganden des Pregnan-X-Rezeptors und können dadurch über die Induktion der 24-Hydroxylase den enzymatischen Abbau von 25(OH)D und $1,25(OH)_2D$ fördern [50, 54]. Docetaxel ist ein bekannter Auslöser kutaner Nebenwirkungen und Geschmacksstörungen. Ein Vitamin-D-Mangel kann das Auftreten einer chemotherapie-induzierten Mukositis und Dysgeusie begünstigen. In Fallberichten konnten mukokutane Nebenwirkungen (z. B. Stomatitis) und Geschmacksstörungen, die bei Krebspatienten unter einer Polychemotherapie mit TCH oder FOLFOX6 auftraten, erfolgreich durch die Supplementierung von Vitamin D behandelt werden [51]. Auch Arthralgien und Fatigue unter der Therapie mit Aromatasehemmern wie Letrozol konnten durch die labordiagnostisch validierte Supplementierung von Vitamin D (z. B. 50.000 IE Vitamin D/Woche für 12 Wochen, p.o.) bei Brustkrebspatientinnen mit Vitamin-D-Mangel deutlich gelindert werden [52, 53]. Ähnliche Ergebnisse liegen zum Einsatz von Bisphosphonaten vor. Die ossäre Wirksamkeit der Bisphosphonate kann gemäß aktueller Daten bei einem adäquaten Vitamin-D-Status (25(OH)D $\geq$ 33 ng/ml) verbessert sein. Dies könnte damit zusammenhängen, dass erst ab einem 25(OH)D-Spiegel von $\geq$ 40 ng/ml kein Anstieg der Parathormonspiegel mehr nachweisbar ist [2, 4].

Fazit

Der Vitamin-D-Status sollte bei allen Krebspatienten (25(OH)D, Serum) kontrolliert und durch adäquate Supplementierung kompensiert werden (25(OH)D-Zielwert: $\geq$40, besser $\geq$50 ng/ml, d. h. 100 bzw. 125 nmol). Dies gilt insbesondere für Krebspatienten mit schlechtem Ernährungsstatus, Therapien mit Anthrazyklin- und Taxan-haltigen CTX sowie bei muskulären, mukokutanen Störungen, Fatigue und Tumorkachexie.

Arzneimittel und Vitamin D

Arzneimittelinduzierte Störungen des Vitamin-D-Haushaltes erscheinen im Hinblick auf das hohe präventivmedizinische und therapeutische Potenzial des Sonnenvitamins im neuen Licht. Von zahlreichen Arzneimitteln ist bekannt, dass sie mit dem Vitamin-D-Stoffwechsel interferieren. Ein arzneimittelinduzierter Vitamin-D-Mangel (25(OH)D < 20 ng/ml) kann sich u. a. in einem sekundären Hyperparathyreoidismus, Störungen der Knochenmineralisierung bis hin zur Osteoporoseentstehung äußern. Bekannte Beispiele hierfür sind die antiepileptika-, corticoid- oder virustatikainduzierte Osteopathie.

Arzneimittel wie das Antiepileptikum Phenytoin oder das Corticoid Dexamethason können den Pregnan-X-Rezeptor stimulieren und hierüber die 24-Hydroxylase (24-OHase) aktivieren (Tab. 1). Die 24-OHase baut 25(OH)Vitamin D und $1,25(OH)_2$-Vitamin D in nicht mehr stoffwechselaktive Vitamin-D-Metaboliten ab.

Tab. 1 Arzneimittel, die den Pregnan-X-Rezeptor aktivieren können (PXR) (Auswahl)

PXR-Liganden	Beispiele
Antiepileptika	Phenytoin, Carbamazepin
Zytostatika, Chemotherapie	Cyclophosphamid, Paclitaxel, Tamoxifen
Antibiotika	Clotrimazol, Rifampicin
Corticoide	Dexamethason
Antihypertonika	Nifedipin, Spironolacton
Virustatika	Ritononavir, Saquinavir
Hormone	Cyproteroneacetat
Phytopharmaka	Kava kava, Johanniskraut (Hyperforin)

Vitamin D wird dadurch inaktiviert und verliert seine Stoffwechselfunktion. Das bedeutet: Arzneimittel, die den Pregnan-X-Rezeptor stimulieren, können potenziell alle negativen Folgen auslösen, die mit einem Vitamin-D-Mangel einhergehen. Ein arzneimittelbedingter Vitamin-D-Mangel äußert sich vor allem auf der Ebene des Knochen- und Muskelstoffwechsels.

Fazit

Grundsätzlich sollte bei jeder Langzeitmedikation der Vitamin-D-Status des behandelten Patienten kontrolliert werden, da bisher noch nicht alle Agonisten des Pregnan-X-Rezeptors unter den Arzneistoffen, die Vitamin D abbauen können, beschrieben worden sind. Ein optimaler 25(OH)-Vitamin-D-Status liegt bei 40–60 ng/ml bzw. 100–150 nmol/l!

Literatur

1. Wacker M, Holick MF (2013) Vitamin D-effects on skeletal and extraskeletal health and the need for supplementation. Nutrients 5(1):111–148
2. Gröber U, Holick MF (2020) Vitamin D: Die Heilkraft des Sonnenvitamins. 3. Auflage, 504 S., Wissenschaftliche Verlagsgesellschaft, Stuttgart
3. Holick MF (2007) Vitamin D deficiency. N Engl J Med 357:266–281
4. Gröber U, Mücke R, Adamietz IA et al (2013) Komplementärer Einsatz von Antioxidanzien und Mikronährstoffen in der Onkologie – Update 2013. Onkologe 19(2):136–143
5. Grant WB, Tangpricha V, Vitamin D (2012) Its role in disease prevention. Dermatoendocrinol 4(2):81–83
6. Mohr SB, Gorham ED, Alcaraz JE et al (2012) Does the evidence for an inverse relationship between serum vitamin D status and breast cancer risk satisfy the Hill criteria? Dermatoendocrinol 4(2):152–157
7. Reichrath J, Lehmann B, Spitz J (2012) Vitamin D: Update 2012. 244 S., Dustri Verlag, München
8. Spitz J (2009) Vitamin D: Das Sonnenhormon für unsere Gesundheit und der Schlüssel zur Prävention. 248 S., Gesellschaft für medizinische Information und Prävention, Schlangenbad

9. Zittermann A, Iodice S, Pilz S et al (2012) Vitamin D deficiency and mortality risk in the general population: a meta-analysis of prospective cohort studies. Am J Clin Nutr 95(1):91–100
10. Schöttker B, Haug U, Schomburg L et al (2013) Strong associations of 25-hydroxyvitamin D concentrations with all-cause, cardiovascular, cancer, and respiratory disease mortality in a large cohort study. Am J Clin Nutr 97(4):782–793
11. Valcour A, Blocki F, Hawkins DM et al (2012) Effects of age and serum 25-OH-vitamin D on serum parathyroid hormone levels. J Clin Endocrinol Metab 97(11):3989–3995
12. Holick MF, Binkley NC, Bischoff-Ferrari HA et al (2012) Guidelines for preventing and treating vitamin D deficiency and insufficiency revisited. J Clin Endocrinol Metab 97(4):1153–1158
13. Bischoff-Ferrari HA, Willett WC, Orav EJ et al (2012) A pooled analysis of vitamin D dose requirements for fracture prevention. N Engl J Med 367(1):40–49
14. Bischoff-Ferrari HA, Borchers M, Gudat F et al (2004) Vitamin D receptor expression in human muscle tissue decreases with age. J Bone Miner Res 19(2):265–269
15. Ceglia L, da Silva MM, Park LK et al (2010) Multi-step immunofluorescent analysis of vitamin D receptor loci and myosin heavy chain isoforms in human skeletal muscle. J Mol Histol 41(2–3):137–142
16. Bischoff-Ferrari HA, Dawson-Hughes B, Staehelin HB et al (2009) Fall prevention with supplemental and active forms of vitamin D: a meta-analysis of randomised controlled trials BMJ 339 (1):339:b3692
17. Bischoff-Ferrari HA, Willett WC, Orav EJ et al (2011) Re: Fall prevention with vitamin D. Clarifications needed. https://www.bmjcom/content/339/bmjb3692?tab=responses Zugegriffen: 13. Febr 2012
18. Priemel M, von Domarus C, Klatte TO et al (2011) Bone mineralization defects and vitamin D deficiency: histomorphometric analysis of iliac crest bone biopsies and circulating 25-hydroxyvitamin D in 675 patients. J Bone Miner Res 25(2):305–312.
19. Dobnig H, Pilz S, Scharnagl H et al (2008) Independent association of low serum 25-hydroxyvitamin D and 1, 25-dihydroxyvitamin D levels with all-cause and cardiovascular mortality. Arch Intern Med 168(12):1340–1349
20. Anderson JL, May HT, Horne BD et al (2010) Relation of vitamin D deficiency to cardiovascular risk factors, disease status, and incident events in a general healthcare population. Am J Cardiol 106(7):963–968
21. Mullie P, Autier P (2011) Relation of vitamin D deficiency to cardiovascular disease. Am J Cardiol 107(6):956
22. Sun Q, Pan A, Hu FB et al (2012) 25-Hydroxyvitamin D levels and the risk of stroke. Stroke 43(6):1470–1477
23. Witham MD, Nadir MA, Struthers AD (2009) Effect of vitamin D on blood pressure: a systematic review and meta-analysis. J Hypertens 27(10):1948–1954
24. Forman JP, Scott JB, Ng K et al (2013) Effect of vitamin D supplementation on blood pressure in blacks. Hypertension 61(4):779–785
25. Gröber U, Kisters K, Holick MF (2012) Magnesium und Vitamin D bei Hypertonie. Nieren- und Hochdruckkrankheiten 41(2):78–80
26. Gröber U (2013) Arzneimittel und Mikronährstoffe. 3., korrigierte Auflage, Wissenschaftliche Verlagsgesellschaft, Stuttgart
27. Shedeed SA (2012) Vitamin D supplementation in infants with chronic congestive heart failure. Pediatr Cardiol 33(5):713-719
28. Hossein-Nezhad A, Spira A, Holick MF (2013) Influence of vitamin D status and vitamin D3 supplementation on genome wide expression of white blood cells: a randomized double-blind clinical trial. PLoS ONE 8(3):e58725
29. Hyppönen E, Läärä E, Reunanen A et al (2001) Intake of vitamin D and risk of type 1 diabetes: a birth cohort study. Lancet 358(9292):1500–1503
30. Zipitis CS, Akobeng AK (2008) Vitamin D supplementation in early childhood and risk of type 1 diabetes: a systematic review and meta-analysis. Arch Dis Child 93(6):512–517

31. Sørensen IM, Joner G, Jenum PA et al (2012) Maternal serum levels of 25-hydroxy-vitamin D during pregnancy and risk of type 1 diabetes in the offspring. Diabetes 61(1):175–178
32. von Hurst PR, Stonehouse W, Coad J (2010) Vitamin D supplementation reduces insulin resistance in South Asian women living in New Zealand who are insulin resistant and vitamin D deficient – a randomised, placebo-controlled trial. Br J Nutr 103(4):549–555
33. Gagnon C, Lu ZX, Magliano DJ et al (2012) Low serum 25-hydroxyvitamin D is associated with increased risk of the development of the metabolic syndrome at five years: results from a national, population-based prospective study (The Australian Diabetes, Obesity and Lifestyle Study: AusDiab). J Clin Endocrinol Metab 97(6):1953–1961
34. Deleskog A, Hilding A, Brismar K et al (2012) Low serum 25-hydroxyvitamin D level predicts progression to type 2 diabetes in individuals with prediabetes but not with normal glucose tolerance. Diabetologia 55(6):1668–1678
35. Thomas GN, ó Hartaigh B, Bosch JA, Pilz S, Loerbroks A, Kleber ME, Fischer JE, Grammer TB, Böhm BO, März W (2012) Vitamin D levels predict all-cause and cardiovascular disease mortality in subjects with the metabolic syndrome: the Ludwigshafen Risk and Cardiovascular Health (LURIC) Study. Diabetes Care 35(5):1158–1164
36. Talaei A, Mohamadi M, Adgi Z (2013) The effect of vitamin D on insulin resistance in patients with type 2 diabetes. Diabetol Metab Syndr 5(1):8
37. Bischoff-Ferrari HA, Shao A, Dawson-Hughes B et al (2010) Benefit-risk assessment of vitamin D supplementation. Osteoporos Int 21(7):1121–1132
38. Ginde AA, Mansbach JM, Camargo CA Jr (2009) Association between serum 25-hydroxyvitamin D level and upper respiratory tract infection in the Third National Health and Nutrition Examination Survey. Arch Intern Med 169(4):384–390
39. Urashima M, Segawa T, Okazaki M et al (2010) Randomized trial of vitamin D supplementation to prevent seasonal influenza A in schoolchildren. Am J Clin Nutr 91(5):1255–1260
40. Aloia JF, Li-Ng M (2007) Re: epidemic influenza and vitamin D. Epidemiol Infect 135(7):1095–1096
41. Amestejani M, Salehi BS, Vasigh M et al (2012) Vitamin D supplementation in the treatment of atopic dermatitis: a clinical trial study. J Drugs Dermatol 11(3):327–330
42. Javanbakht MH, Keshavarz SA, Djalali M et al (2011) Randomized controlled trial using vitamins E and D supplementation in atopic dermatitis. J Dermatolog Treat 22(3):144–150
43. Javanbakht M, Keshavarz S, Mirshafiey A et al (2010) The effects of vitamins E and D supplementation on erythrocyte superoxide dismutase and catalase in atopic dermatitis. Iran J Public Health 39(1):57–63
44. Abbas S, Linseisen J, Slanger T, Kropp S, Mutschelknauss EJ, Flesch-Janys D, Chang-Claude J (2008) Serum 25-hydroxyvitamin D and risk of post-menopausal breast cancer – results of a large case-control study. Carcinogenesis 29(1):93–99
45. Gorham ED, Garland CF, Garland FC, Grant WB, Mohr SB, Lipkin M, Newmark HL, Giovannucci E, Wei M, Holick MF (2007) Optimal vitamin D status for colorectal cancer prevention: a quantitative meta analysis. Am J Prev Med 32(3):210-216.
46. Drake MT, Maurer MJ, Link BK, Habermann TM, Ansell SM, Micallef IN, Kelly JL, Macon WR, Nowakowski GS, Inwards DJ, Johnston PB, Singh RJ, Allmer C, Slager SL, Weiner GJ, Witzig TE, Cerhan JR (2010) Vitamin D insufficiency and prognosis in non-Hodgkin's lymphoma. J Clin Oncol 28(27):4191–4198
47. Lappe JM, Travers-Gustafson D, Davies KM, Recker RR, Heaney RP (2007) Vitamin D and calcium supplementation reduces cancer risk: results of a randomized trial. Am J Clin Nutr 85(6):1586–1591
48. Goodwin PJ, Ennis M, Pritchard KI et al (2009) Prognostic effects of 25-hydroxyvitamin D levels in early breast cancer. J Clin Oncol 27(23):3757–3763
49. Santini D et al (2010) Longitudinal evaluation of vitamin D plasma levels during anthracycline- and docetaxel-based adjuvant chemotherapy in early-stage breast cancer patients. Ann Oncol 21(1):185–186
50. Fink M (2011) Vitamin D deficiency is a cofactor of chemotherapy-induced mucocutaneous toxicity and dysgeusia. J Clin Oncol 29(4):e81–e88

51. Prieto-Alhambra D et al (2011) Vitamin D threshold to prevent aromatase inhibitor-induced arthralgia: a prospective cohort study. Breast Cancer Res Tret 125(3):869–878
52. Khan QJ, Reddy PS, Kimler BF, Sharma P, Baxa SE, O'Dea AP, Klemp JR, Fabian CJ (2010) Effect of vitamin D supplementation on serum 25-hydroxy vitamin D levels, joint pain, and fatigue in women starting adjuvant letrozole treatment for breast cancer. Breast Cancer Res Treat 119(1):111–118
53. Carmel AS, Shieh A, Bang H, Bockman RS (2012) The 25(OH)D level needed to maintain a favorable bisphosphonate response is ≥33 ng/ml. Osteoporos Int 23(10):2479–2487
54. Gröber U, Kisters K (2012) Influence of drugs on vitamin D and calcium metabolism. Dermatoendocrinol 4(2):158–166
55. Kisters K, Kisters L, Werner T, Deutsch A, Westhoff T, & Gröber U (2020). Increased serum vitamin D concentration under oral magnesium therapy in elderly hypertensives. Magnes Res 33(4):131–132

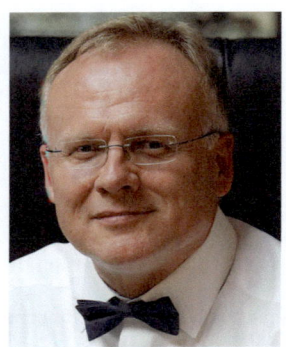

Uwe Gröber ist Apotheker, Leiter der Akademie für Mikronährstoffmedizin in Essen und Autor zahlreicher Publikationen, Fachbücher und Buchbeiträge. Zu seinen Spezialgebieten zählen Pharmakologie, Mikronährstoffmedizin, Wechselwirkungen zwischen Arzneimitteln und Mikronärstoffen, Metabolic Tuning, Ernährungs-, Sport- und Präventivmedizin sowie komplementäre Verfahren in der Diabetologie und Onkologie (z. B. Tumoranämie). Er ist aktives Mitglied der Prävention und integrative Onkologie (PRIO) der deutschen Krebsgesellschaft (DKG). Des Weiteren ist er im Editorial Board der Zeitschrift für orthomolekulare Medizin und Trace Elements and Electrolytes.

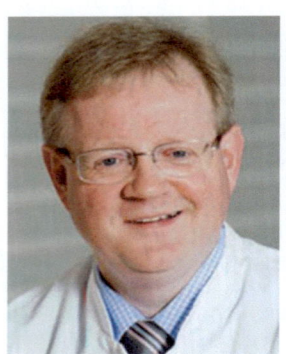

Prof. Dr. med. Klaus Kisters ist stellvertretender Leiter am Operasan Medizinischen Versorgungszentrum Praxisklinik und Dialysezentrum Herne. Seit 2001 ist er Professor an der Universität Münster. Von 2000 bis 2022 war er Chefarzt der Allgemeinen Inneren Abteilung des St. Anna Hospitals in Herne, Akademisches Lehrkrankenhaus der Ruhr Universität Bochum. Er ist Editor der medizinischen Zeitschrift Trace Elements and Electrolytes, Mitglied im Editorial Board der medizinischen Zeitschriften Nieren- und Hochdruckkrankheiten, Zeitschrift für Orthomolekulare Medizin, Magnesium Research und früher Clinical Nephrology und Magnesium Bulletin. Er ist Vizepräsident der Gesellschaft für Magnesium Forschung und Vizepräsident der Gesellschaft für Biofaktoren, sowie Kommissionsmitglied der Sektion

Nicht-Medikamentöse Therapie der Deutschen Hochdruckliga. Zu seinen Tätigkeitsschwerpunkten zählen u.a. Innere Medizin, Nephrologie, Ernährungsmedizin, Intensivmedizin, Transplantationsmedizin, Labormedizin und Hämotherapie, sowie klinische Geriatrie und Hygiene. Seine zahlreichen wissenschaftlichen Forschungsarbeiten, v.a. zu Magnesium, sind bereits in über 160 Publikationen in der US National Libary of Medicine dokumentiert. Zahlreiche Bücher und Buchbeiträge sowie ca. 350 deutschsprachige Publikationen sind von Ihm verfasst worden. Er ist Mitarbeiter der Akademie für Mikronährstoffmedizin in Essen. Wissenschaftliche Preise für seine Publikationen (nominiert für den Pfizer Award, Fritz Wörwag Award, Förderpreis der Gesellschaft für Magnesiumforschung, Vortrags- und Posterpreise der Deutschen Hochdruckliga, der Rheinisch Westfälischen Gesellschaft für Innere Medizin und der Rostocker Gespräche über kardiovaskuläre Funktion und Hypertonie, Gesellschaft für Nephrologie, Gesellschaft für Magnesiumforschung, Trace Award) hat er ebenfalls erhalten.

MIX
Papier aus verantwortungsvollen Quellen
Paper from responsible sources
FSC® C105338

If you have any concerns about our products,
you can contact us on
ProductSafety@springernature.com

In case Publisher is established outside the EU,
the EU authorized representative is:
**Springer Nature Customer Service Center GmbH
Europaplatz 3, 69115 Heidelberg, Germany**

Printed by Libri Plureos GmbH
in Hamburg, Germany